张氏五禽戏

主　编　张晓航

副主编　郭培杰

编　委　金　涛　徐万民

　　　　王　颖

北京体育大学出版社

策划编辑　力　歌
责任编辑　张　力
责任校对　罗乔欣
版式设计　联众恒创

图书在版编目（CIP）数据

张氏五禽戏 / 张晓航主编. -- 北京 ： 北京体育大学出
版社，2016.1（2020.9重印）
　ISBN 978-7-5644-2201-1

　Ⅰ．①五… Ⅱ．①张… Ⅲ.①五禽戏－基本知识
Ⅳ．①R214

中国版本图书馆CIP数据核字(2016)第018223号

张氏五禽戏

张晓航　主编

出版发行：北京体育大学出版社
地　　址：北京市海淀区农大南路 1 号院 2 号楼 4 层办公 B-421
邮　　编：100084
网　　址：http ://cbs.bsu.edu.cn
发 行 部：010-62989320
邮 购 部：北京体育大学出版社读者服务部 010-62989432
印　　刷：北京瑞禾彩色印刷有限公司
开　　本：710mm×1000mm　　1/16
成品尺寸：170mm×240mm
印　　张：6
字　　数：84 千字
版　　次：2016 年 1 月第 1 版
印　　次：2020 年 9 月第 2 次印刷
定　　价：28.00 元

前　言

　　五禽戏，是通过模仿虎、鹿、熊、猿、鸟五种动物的动作，以保健强身的一种气功功法。《三国志·华佗传》云："佗能为五禽之戏：一曰虎，二曰鹿，三曰熊，四曰猿，五曰鸟；熊经鸱顾，引腰挽体，动诸关节，以求难老，亦以除疾，兼利手足"，所以相传为中国古代医家华佗在前人的基础上创造的，故又称华佗五禽戏。而张氏五禽戏来源于创始人张长祯先生传承于明末清初，由明朝三位武将退隐山林，将此功法传承下来，一直流传至今。

　　而《张氏五禽戏》存在着吐纳导引与武术紧密结合，以及理论与功法的紧密结合等特色。所谓的武术是以技击动作为主要内容，以套路、格斗、功法为主要运动形式，而技击是武术的本质特征，也是武术技术动作反映的核心内容。而传统导引术是以主动的肢体运动，配合呼吸运动或自我按摩而进行锻炼，其中还包括吐纳、行气、服气、练气、静坐等。所以说武术的本质属性是一种技击术，而传统导引术的本质属性是一种养生术。由于形成原因的不同、发展道路的不同导致了最终形成的事物也是截然不同的。武术与传统导引术的本质区别正是在其产生和发展过程中体现出来的，就本质属性的不同，最终导致了二者的主要功能的不同，在社会上流传也大相径庭。

　　传统导引术五禽戏将中医以五脏配属五行融入其中，强调虎戏主肝，鹿戏主肾，熊戏主脾，猿戏主心，鸟戏主肺。除此之外，五禽戏

注重精、气、神这三个环节，以意运气，调节呼吸以练气，并通过气的运行推动血液流经全身；以气导形，通过形体、筋骨、关节、肌肉、神经的运动，使周身经脉畅通，贯穿整个机体；调意识以养神。而张氏五禽戏更加强肢体动作与呼吸的配合、形意结合、动静结合、刚柔相合、内外相合等要领，更好地强调武术中的起落、开合、先后、蓄发，将武术中"劲力"的"开合"融入其中，更加明确地强调"合中寓开"，"开中寓合"。例如虎扑中的扑与未扑，可以很明确表现出"开"和"合"分别指的是"由合向开"和"由开向合"的动态转换过程。

"开合"概念上具有相对固定的含义，但在实际中的"开""合"却从来不是孤立地、静止地存在的，而是相互融合、交替变化着的。"实中有虚，虚非全然无力，虚中有实"，"虚实即是开合"。而除了武术意义上的开合，在张氏五禽戏中不是单纯的外在肢体动作，而是内外一体的高度融合，特别是达到高深的境界时所体现的是内意的潜转与开合。不但是肢体的开合，意念更要和肢体相配合，开合经过内在意识的训练后，在整体上，"收""放"是互为条件、互为依托地密切联系在一起的，同时又是任意转化的。只有真正理解并做到此，才能在实践中更好地发挥"收"和"放"的作用。

而在现在生理学研究，中枢神经系统的机能状态也可以影响肌肉的力量，它通过改变支配骨骼肌的运动神经冲动发放的强度和频率来改变肌肉收缩力量，发放的冲动和频率越强，支配肌肉的运动神经元兴奋的数目越多，参与工作的运动单位就越多，肌肉收缩的力量也就愈大；另外在神经系统的调节下，改善了主动肌与协同肌、对抗肌、固定肌之间的协调关系，对抗肌放松能力的改善，协同肌、固定肌力量的相对提高，使得主动肌能够更有效地完成动作，对于动作的发挥起到更好助益。

习练张氏五禽戏最大的特点是同时具备导引术养生的效果，更可以对于动作的发力习惯起到较好的调整。改善因为肌肉未能协调所出现的"拙劲"和肌肉发力不连贯的 "蛮力"。使得人体各部位肌肉的高度协调与配合，让人体意念、呼吸与力量的高度集中统一，涵盖了人体运动的"上下、左右、前后、内外"等方方面面的 "整力"，既达到了传统导引术的内在养生功能，而又可以增进人体整个神经－肌肉系统有序度的提高。

全部影像视频

本书二维码使用说明

本书资源全部指向书链网，您可以直接微信扫码，观看视频讲解示范，也可以在手机里安装书链客户端（APP）扫码使用，APP下载视频到手机，可以支持离线播放。

目　录
CONTENTS

第一章 功法介绍

一、什么是五禽戏

　　五禽戏是东汉名医华佗根据古代导引、吐纳之术，研究模仿虎之威猛、鹿之安舒、熊之沉稳、猿之灵巧、鸟之轻捷，蕴含五禽神韵，并结合人体脏腑、经络和气血的功能，不仅能锻炼肢体，同时注重内气运行，以意念导引来调整身心所编成的一套具有民族风格的健身气功功法。

　　华佗编创五禽戏的记载最早见于西晋陈寿的《三国志·华佗传》记载："吾有一术，名五禽之戏，一曰虎，二曰鹿，三曰熊，四曰猿，五曰鸟。亦以除疾，并利蹄足，以当导引。"华佗在战乱不断、瘟疫横行的条件下，除了以医术为病人祛病除疾外，还根据"不治已病治未病"的理论，提倡用导引锻炼的方法防治疾病，延年益寿。继承了《吕氏春秋》中的动则不衰的理论，明白地指出人的生命在于运动，运动则气血运行通畅，才能预防疾病。但是运动也要适当，运动量太小，达不到健身的目的；运动量过大，又往往会适得其反，丛生它疾。五禽戏的得名也是人们对图腾的崇拜的反映，华佗之所以选择"五"种动物也是根据"五行化生万物"的思想，根据五行学说，人们可以根据五行的基本特性而给自然界万物归类，也可以体现五禽功法的不同功用及特性。

　　通过导引术的历史可以发现，华佗五禽戏中的每一"禽"，都可以在早期的仿生导引术式中找到相同或相近的种类。华佗对"五禽戏"

1

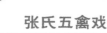

的创编，是将以前繁琐复杂的仿生导引术式进一步加以提炼和改进，以模仿虎的扑动前肢、熊的伏倒站起、鹿的伸转头颈、猿的脚尖纵跳、鸟的展翅飞翔，结合自身的养生理论及实践。通过模仿这5种动物的动作，不仅能锻炼四肢的筋骨，还能使五脏六腑得到全方位的运动。

二、五禽戏的原理

汉末医家华佗认为："人体欲得劳动，但不当使极耳，动摇则谷气得消，血脉流通，病不得生，譬犹户枢不朽是也。"提倡导引养生，主张通过锻炼的方式，强健筋骨以达到延年益寿的目的。"五禽戏"即是在此基础上通过模仿5种动物的形态、神志和动作，来畅通经脉，舒展筋骨。

（一）道法自然

华佗遵循"道法自然"的思想，从模仿野生动物的自然行为习性和神态特征编创了五禽戏。首先，他模仿的对象是自然界的动物，"物类相致，非有为也"，人的自然本性与动物的自然本性有许多相似之处。五禽戏所模仿的动作和神态是自然而然、浑然天成，源于动物日常的自然活动，而不是凭空想象，闭门造车。华佗依据五禽的走、跑、跳、飞、攀爬觅食等生存基本生活习性，以仿生形式来展示。通过动作的形似，从而达到神似，再配合自然缓慢呼吸引伸肢体，使人体血脉经络通畅，五脏安康，强壮筋骨，增加肌肉活力，有效改善神经系统的功能，使人的自然本性回归。以自然之道，养自然之身，依天时地利人和，法于自然，不仅有健身延年之功，还有祛疾除病之效。

（二）动静平衡

华佗五禽戏虽属仿生功法，但强调以动养生。在整套五禽戏中采用模仿动物的某些动作，如虎的威猛，鹿的回首，猿的敏捷，熊的浑厚，鹤的昂然，用以弥补人们在日常生活中活动不到的部位。这种"动"是肢体运动表现于外，气血运行体现于内。形体外动而意识内静，迈步有虚有实，运势有阴有阳，动作有柔有刚。五禽戏的"静"是指运动过程中人的意念专一，心无杂念。练习应全身放松，精神内守，呼吸自然才能进入练功的最佳状态。要意守于内，以静御动，用意识配合呼吸引导气血运行于全身，达到动中含静、静以御动、动静相宜、动静相错、动静合一的境界。所以说五禽戏是一种"外动内静""动中求静"的功法，动静之间达到一种阴阳平衡。

（三）五行相合

五禽戏中每一禽归属某一脏，主一脏之调养。根据脏腑学理论，从"五禽五脏对应图"来看，虎、鹿、熊、猿、鸟5种动物分属于木、水、土、火、金五行，对应于肝、肾、脾、心、肺五脏。通过习练五禽戏可调理人体的内脏功能。或舒郁肝气，促进消化；或固纳肾气，镇惊祛恐；或补气益气，通畅气血；或宁心活血，健脑益智；或调和呼吸，宣通肺气。五禽戏运用形体、四肢这种有序适度运动导引疏通，安抚调节肝、肾、脾、心、肺等五脏，同时通过肢体的运动以使周身肌肉、肌腱、骨骼、关节的功能加强。

三、五禽戏的功效

（一）五禽戏对神经系统的影响

"五禽戏"要求精神内守，清静用意，效仿五禽，身随意动，增强控制意念的能力。经常做"五禽戏"，可使人体中枢神经系统的抑制和兴奋更加集中，神经过程的均衡性和灵活性不断改善，提高大脑

3

的分析及综合能力，能够使人体适应外界环境的变化，怡养心神的同时延缓大脑神经的衰老。

（二）五禽戏对血液系统的影响

"五禽戏"动作的路线由直线、弧线、曲线为基础构成，每个动作都包含了虚实起落、伸展开合等矛盾转化过程，做到转动自如，肢体舒展。练时要求全身的肌肉放松，反射性地引起血管扩张，使血压下降，减轻心脏负担。经常练习"五禽戏"对心脏病、高血压病等有一定的预防治疗效果。

（三）五禽戏对呼吸系统的影响

"五禽戏"有开、合、虚、实与呼吸相结合的要求，有助于肺脏器官的强健，保持胸部活动幅度和肺的弹性。练习"五禽戏"时要求保持胸宽、腹实的状态，要"气沉丹田"。这样可以有效地放松紧张的呼吸肌，改善肺的通气量。所以，"五禽戏"可以增加肺活量，提高"吸氧吐纳"的能力以及肺脏的通气和换气功能，延缓呼吸系统的衰老，有效地预防和治疗呼吸道方面的疾病。

（四）五禽戏对运动系统的影响

"五禽戏"强调"用意念引发动作"，意念引导下骨骼、关节和肌肉进行螺旋形运动，这种螺旋形运动，能诱发起机体内部自动按摩，加快机体血液循环和新陈代谢。坚持"五禽戏"等柔缓均匀的项目进行锻炼，可以保持肌肉的弹性和韧性，改善下肢各关节周围组织的营养状态，增加关节灵活性。五禽戏锻炼对运动系统作用明显，因其活动部位全面，较大的运动幅度，动作涉及全身各大肌肉群，以及脊柱四肢和手指的关节运动，对于骨骼肌肉等不适有良好的效果。

（五）五禽戏对消化系统的影响

练习五禽戏时，可降低交感神经紧张性，提高迷走神经紧张性。由于消化系统主要受迷走神经控制，因此可使胃肠蠕动频率加快，胃排空时间加快，各种消化腺分泌消化酶增加，肠鸣音增强，增进食欲，提高消化和吸收功能。腹式呼吸使膈肌活动幅度的增强，腹腔内压力变化的幅度加大，消化器官的挤压、摩擦，可促进内脏的血液循环，并通过内脏感受器的神经反射，调整胃肠功能。

（六）五禽戏对延缓衰老的影响

衰老主要表现为：身体成分的改变、肌肉工作能力的降低、骨骼系统的衰老、血液流变的异常、心功能的下降、自身免疫疾病发生、神经系统的工作能力下降、对应激的耐受性降低等。五禽戏有利于脂肪的重新分布和内脏脂肪含量的减少，对塑造适宜的形体、避免各种相关疾病的侵害极有裨益。还可以有效增进下肢力量，加强运动能力和维持平衡能力。对提高健康水平、预防慢性疾病的发生和延缓慢性疾病的发展过程具有很好的作用。

四、开始练功前必须注意的几件事

（一）练习前的准备活动、练习时间

一般来说，最好的练习时间是清晨起床后，最好排空大小便，结合散步做一些随意的准备活动，然后静立片刻，调匀呼吸，排除杂念，以全身发热、通体微汗为宜。练习时间长短，应根据自己的身体情况而定，体弱者可适当减少练习时间，随身体的好转，再逐步延长练习时间，逐步加大运动量，要循序渐进，持之以恒。切记酒后、饭前过饥、

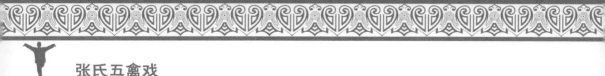

饭后过饱不宜练习。

（二）练习中的动作要求及运动量

练习时要用意而忌用力，所有的动作都是由意识来支配的，用意念来引导动作以达到精神和肌肉两方面的锻炼。练习应尽量自然放松、柔和、缓慢，避免造成呼吸急促、心跳增快等副作用。运动量要根据各人不同的体质和健康状况，并根据气温，灵活调整，千万不要用力抬腿或下蹲，动作幅度要适可而止，气温较高时，运动量应小些，耐力和力量性训练应减少，柔韧性训练可增多。

（三）练习环境及情绪

练习地点最好能选择一个干净避风的环境，以庭院、公园等空气新鲜、多光线的地方为宜，忌日光直射、风口和阴湿晦气之地，练五禽戏要求"呼吸深长""气沉丹田"，若烈风和晦气深入腹中，有害于脏腑。心情要舒畅，大悲大怒后，情绪欠佳尚未稳定时，不宜练功。

五、练习时需要注意的几个要点

（一）松静自然

松静自然，是练功的基本要领，也是最根本的法则。松，是指精神与形体两方面的放松。精神的放松，主要是解除心理和生理上的紧张状态；形体上的放松，是指关节、肌肉及脏腑的放松。放松是由内到外、由浅到深的锻炼过程，使形体、呼吸、意念轻松舒适无紧张之感。静，是指思想和情绪要平稳安宁，排除一切杂念。放松与入静是相辅相成的，入静可以促进放松，而放松又有助于入静，二者缺一不可。

自然，是指形体、呼吸、意念都要顺其自然。具体来说，形体自然，要合于法，一动一势要准确规范；呼吸自然，要莫忘莫助，不能强吸硬呼；意念自然，要"似守非守，绵绵若存"，过于用意会造成气滞血淤，导致精神紧张。需要指出的是，这里的"自然"决不能理解为"听其自然""任其自然"，而是指"道法自然"，需要习练者在练功过程中仔细体会，逐步把握。

（二）准确灵活

准确，主要是指练功时的姿势与方法要正确，合乎规格。在学习初始阶段，基本身形的锻炼最为重要。本功法的基本身形，通过功法的预备势进行站桩锻炼即可，站桩的时间和强度可根据不同人群的不同健康状况灵活掌握。在锻炼身形时，要认真体会身体各部位的要求和要领，克服关节肌肉的酸痛等不良反应，为放松入静创造良好条件，为学习掌握动作打好基础。在学习各式动作时，要对动作的路线、方位、角度、虚实、松紧分辨清楚，做到姿势工整，方法准确。

灵活，是指习练时对动作幅度的大小、姿势的高低、用力的大小、习练的数量、意念的运用、呼吸的调整等，都要根据自身情况灵活掌握，特别是对老年人群和体弱者，更要注意。

（三）练养相兼

练，是指形体运动、呼吸调整与心理调节有机结合的锻炼过程。养，是通过上述练习，身体出现的轻松舒适、呼吸柔和、意守绵绵的静养状态。习练本功法，在求动作姿势工整、方法准确的同时，要根据自己的身体情况，调整好姿势的高低和用力的大小，对有难度的动作，一时做不好的，可逐步完成。对于呼吸的调节，可在学习动作期间采取自然呼吸，待动作熟练后再结合动作的升降、开合与自己的呼吸频率有意识地进行锻炼，最后达到"不调而自调"的效果。对于意念的

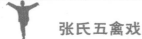

把握，在初学阶段重点应放在注意动作的规格和要点上，动作熟练后要遵循"似守非守、绵绵若存"的原则进行练习。

练与养，是相互并存的，不可截然分开，应做到"练中有养""养中有练"。特别要合理安排练习的时间、数量，把握好强度，处理好"意""气""形"三者的关系。从广义上讲，练养相兼与日常生活也有着密切的关系。能做到"饮食有节、起居有常"，保持积极向上的乐观情绪，将有助于提高练功效果，增进身心健康。

（四）循序渐进

对于初学者来说有一定的学习难度和运动强度。因此，在初学阶段，习练者首先要克服由于练功而给身体带来的不适，如肌肉关节酸痛、动作僵硬、紧张、手脚配合不协调、顾此失彼等。只有经过一段时间和数量的习练，才会做到姿势逐渐工整，方法逐步准确，动作的连贯性与控制能力得到提高，对动作要领的体会不断加深，对动作细节更加注意等。

在初学阶段，本功法要求习练者采取自然呼吸方法。待动作熟练后，逐步对呼吸提出要求，习练者可采用练功时的常用方法——腹式呼吸。在掌握呼吸方法后，开始注意同动作进行配合。这其中也存在适应和锻炼的过程，不可急于求成。最后，逐渐达到动作、呼吸、意念的有机结合。

由于练功者体质状况及对功法的掌握与习练上存在差异，其练功效果不尽相同。良好的练功效果是在科学练功方法的指导下，随着时间和习练数量的积累而逐步达到的。因此，习练者不要"三天打鱼，两天晒网"，应持之以恒，循序渐进，合理安排好运动量。

第二章　基础动作

基本功是练习传统导引术必须具备的身体活动能力、技术技巧能力等基础。基础训练，包括了柔韧性、灵活性、协调性等一系列综合性练习人体内、外各部位功能的方法。

在张氏拳法的传承中，不论是武术技击或是导引养生，都强调基础的扎实。而这些基本功包括腿功、腰功、肩功等主要内容。腿功表现的是腿部的柔韧性、灵活性等功夫；肩功表现的是肩关节柔韧性、活动范围的大小以及力量等方面的功夫；腰功表现的是腰部灵活性、协调控制上下肢运动的能力和身法技巧的功夫。在张氏拳法的传承中，最基础的基本功包含了遛腿、熇腿、洗肩、磨腰等四个重要部分，每个部分都不仅仅是局部或单个关节的活动，例如遛腿就包含了手、眼、身、法、步的协调配合，要知道身体素质不是孤立存在和发展的，它们之间相互影响、相互促进和相互制约。而其他的包括熇腿、洗肩、磨腰的练习除了局部的针对性外，也包含这几个方面锻炼，所以说基本功可以全面发展身体整体素质。

张氏拳法中的导引术，强调以形体导引，调节人体经络气血运行，以导形引气，调整经络脏腑气血，使其气血调和，改善脏腑功能以祛病健身。虽然以"筋骨顺而气血行，气血顺而脏腑调"为核心，但是在锻炼的过程中也强调以基本功为基础，透过基本功强化肌肉、肌腱、韧带等外在身体素质的柔韧性和协调性，使得在练习导引术的过程中身体能够有更好的伸展和稳定，从而达到外与内合、形与气合，更好地提高导引术的练习效果。

9

一、基本呼吸法

（一）正确呼吸法

肺是体内外气体交换的主要场所，在胸廓有节律地扩大和缩小中完成吸气与呼气，为身体提供氧气，排出二氧化碳，保证生命的正常运行。呼吸主要有胸式呼吸和腹式呼吸，前者短而浅，后者长而深。腹式呼吸是让横膈膜上下移动。由于吸气时横膈膜会下降，把脏器挤到下方，因此肚子会膨胀，而非胸部膨胀。而吐气时横膈膜将会比平常上升，因而可以进行深度呼吸，吐出较多易停滞在肺底部的二氧化碳，并且可以按摩我们的内脏器官，是一种较好的呼吸方式。

很多人因为呼吸太短促，只采用通过肋间肌和肋骨运动的胸式呼吸，每次的换气量非常小，使空气不能深入肺叶下端，导致换气量小。在正常呼吸频率下，通气不足，使体内的二氧化碳累积，而久坐、压力、焦虑是导致这一结果的主要原因。浅短的呼吸方式不仅容易让人大脑缺氧、感到疲惫，还与焦虑、压力、抑郁、心脑血管疾病，甚至癌症紧密相连。

正确的深呼吸方法要把握两个原则，即匀和缓。吸气时，尽量用鼻子均匀缓慢地吸气，尽量深吸，吸到吸不进气体为止，呼气时要用力往出吐，假想自己在吹一个气球，这样才能最大限度地将废气排出体外，以保证交换的气体多一些。最好的呼吸方法是"吸—停—呼"，无论是防治疾病、强身健体，还是压力来袭、情绪不稳、睡不着觉时，都可以按照以上方法做做深呼吸。

（二）正确呼吸对人体的三大好处

【舒缓肌肉及关节】

自古以来，养生家都会强调呼吸的重要性，例如明·龚廷贤的《寿世保元》中："呼出脏腑之毒，吸入天地之清。"而当疾病发生之前，我们的身体肌肉筋骨等外在局部位置就会出现不适感，如现在人常见的腰背酸痛、四肢活动不利、肢体麻木僵硬等，提示着身体内部出现病变，可以借由正确的呼吸法，将全身处于一种一松、一紧、一弛、一张的状态，间接地达到放松舒缓的状态。

【强化脏腑平衡】

正确的呼吸法，可以在呼吸之间，协调体内五脏六腑、经脉气血流行的作用。还可以借由调息来调节脏腑间五脏运行，并和天地间五行相生相克达到联系，使五脏和天地阴阳五行间协调，借由吸入清气、吐出浊气，来平衡内脏间的运转，达到平肝、补心、健脾、肃肺、纳肾等脏腑正确运行模式。

【以外在呼吸引导内气运行】

陶弘景在《养性延命录》一书中说："凡行气，以鼻纳气，以口吐气，微而行之名曰长息。纳气有一，吐气有六。纳气一者谓吸也，吐气六者谓吹、呼、嘻、呵、嘘、呬，皆为长息吐气之法。时寒可吹，时温可呼，委曲治病，吹以去风，呼以去热，嘻以去烦，呵以下气，嘘以散滞，呬以解极。"借由呼吸带动体内气机运行，调整体内病变部位，达成恢复健康，也可以使心境恢复平和、情绪恢复稳定。

二、基本暖身法

（一）张氏舒缓放松法——遛腿

"遛为百练之母。"遛腿因集调息、敛意、热身为一体，使习者进入练功状态，所以列练功之首位。

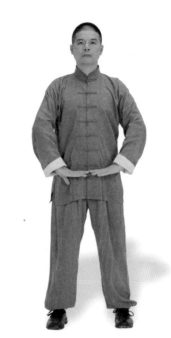

【动作过程】

（1）两脚平行开立与肩同宽，身体自然正直，两臂自然下垂，两手十指相对掌心下按于小腹前。头端正，目不远视。（图2-1）

图 2-1

（2）两腿微屈膝，左脚向前迈出，脚尖点地。同时，右手自体侧向体前正中上摆，抖腕立指，中指对眉心，左手屈指成钩下落至体侧后，略停。（图2-2）

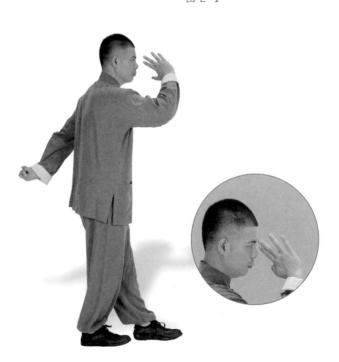

图 2-2

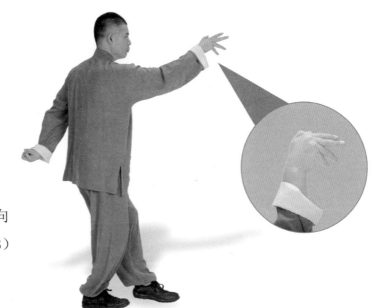

（3）右手猛然向
前下方切落。（图2-3）

图 2-3

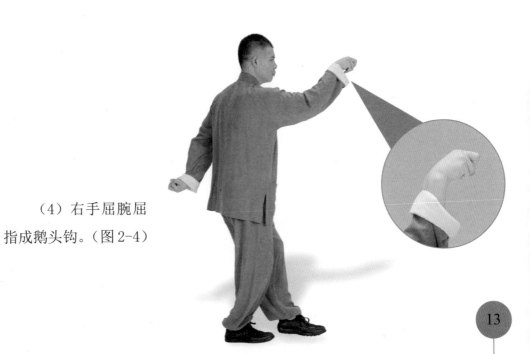

（4）右手屈腕屈
指成鹅头钩。（图2-4）

图 2-4

（5）右脚迈出，右手勾略停，再下落至体侧后；左手重复右手动作。（图2-5～图2-7）

（6）左、右交替行进数次。

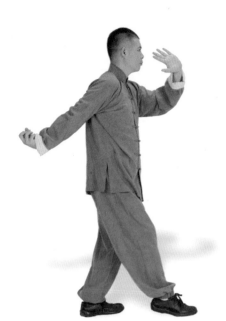

图 2-5

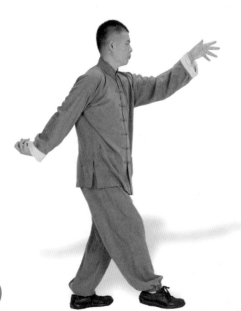

图 2-6

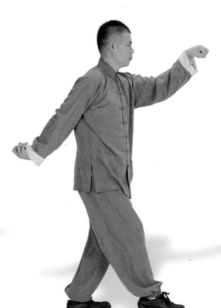

图 2-7

14

（二）张氏基本拉筋法——熇腿

熇腿犹如红焖坛肉烹制过程一样，把坛子熇在炉旁，慢火调制。张家良先生曾说：“熇腿的练法相当于要在炉上慢烤。” 这和现今追求的快速、死板、器械性的拉撑有着本质上的区别。

【动作过程】

（1）两脚平行开立与肩同宽，身体自然正直，两臂自然下垂，两手十指相对掌心下按于小腹前。头端正，目不远视。（图 2-8）

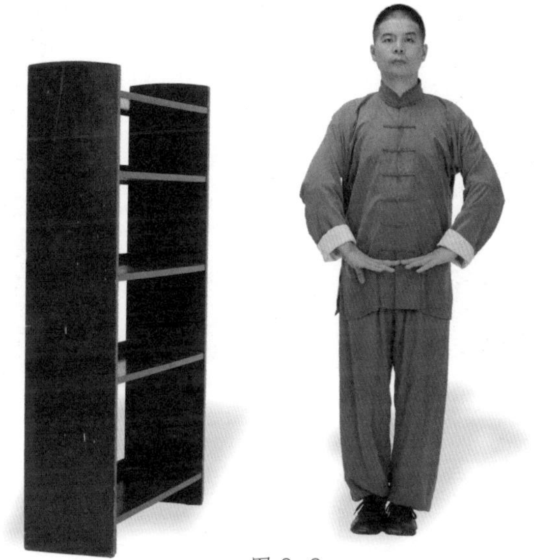

图 2-8

（2）右腿屈膝上提，右脚由地面提至左膝前，右脚脚心向内，脚趾向左。右腿膝内掩裆，呈金鸡独立式。（图 2-9）

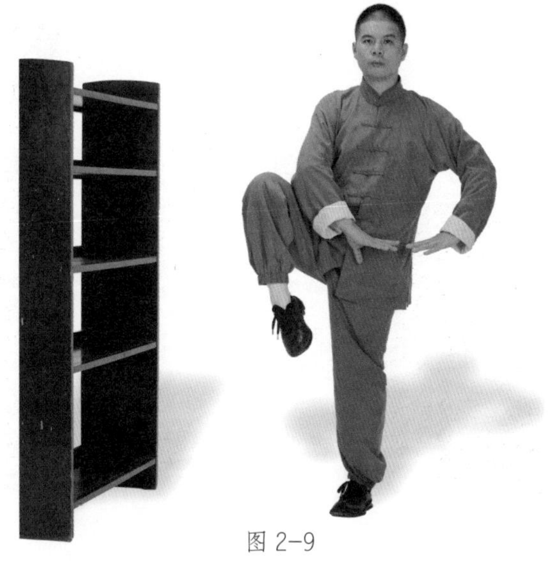

图 2-9

（3）右脚由左膝前向正前方蹬伸，将右腿伸直，再把右脚轻轻搭放在架子上。脚尖勾回。（图2-10、图2-11）

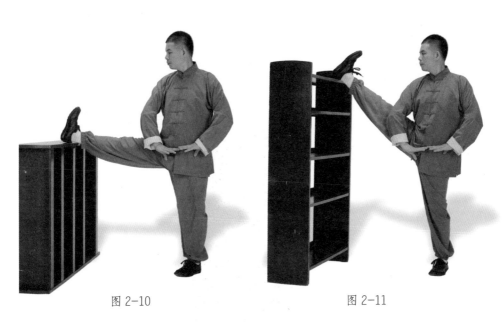

图2-10　　　　　　　　　　　　　　图2-11

（4）以头找脚尖，动作到位后稍停，恢复动作（3）。（图2-12、图2-13）

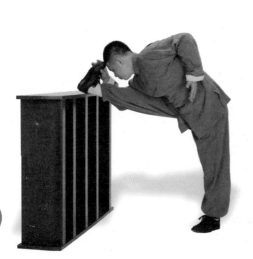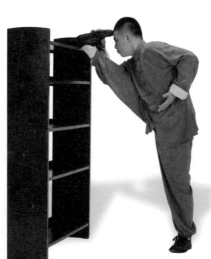

图2-12　　　　　　　　　　　　　　图2-13

（5）左手由腰部离开，虎口向下，反手抓握右脚背，上体右转，眼视右后方。（图 2-14、图 2-15）

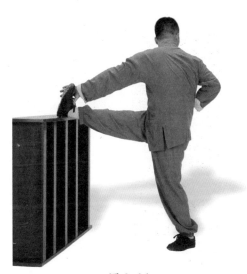 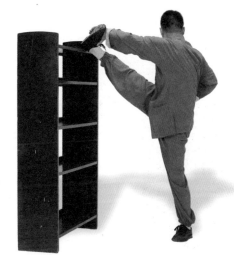

图 2-14   图 2-15

（6）身体往腿部靠拢后，稍停。（图 2-16、图 2-17）

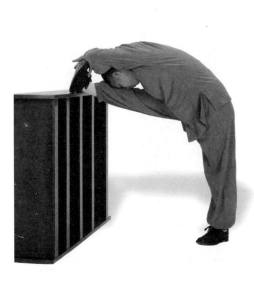 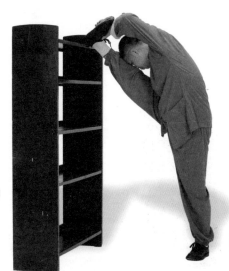

图 2-16   图 2-17

（7）右手放置于左肋下，身体向左旋转，头从左臂下探出，目视上方，稍停后恢复动作（3）。（图2-18、图2-19）

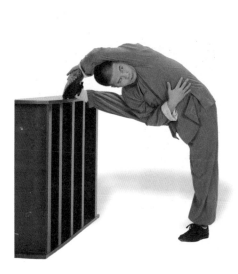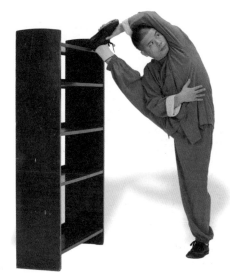

图2-18　　　　　　　　　　　　　图2-19

（8）双手上举，指尖于膻中处相对，稍停后左转。（图2-20～图2-21）

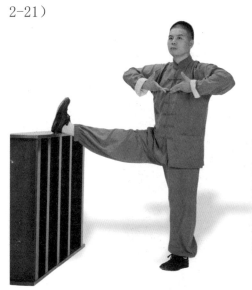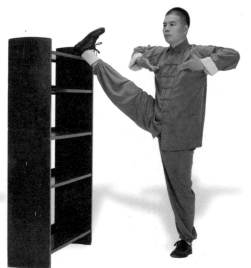

图2-20　　　　　　　　　　　　　图2-21

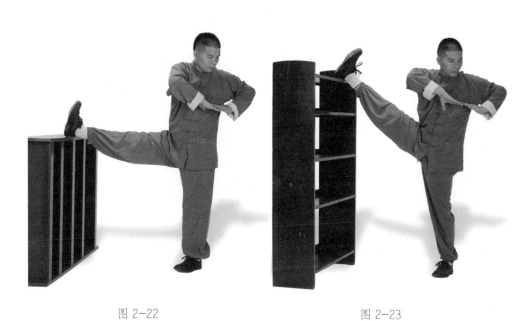

图 2-22　　　　　　　　　　　　图 2-23

（9）沿身体左侧下按。（图 2-24、图 2-25）

（10）双手抱左脚踝，身体尽量往腿部靠拢，稍停。（图 2-26、图 2-27）

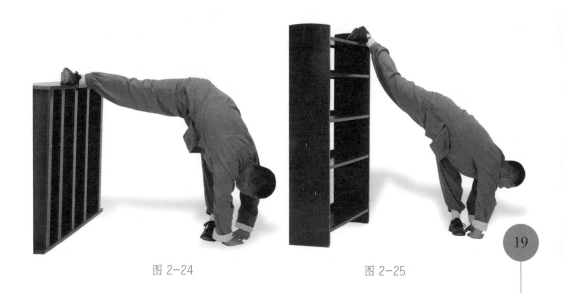

图 2-24　　　　　　　　　　　　图 2-25

19

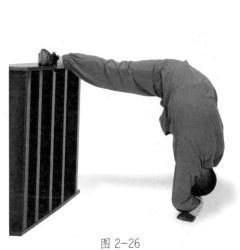

图 2-26

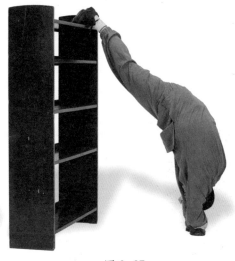

图 2-27

（11）双手按地，抬头，目视前上方。（图 2-28、图 2-29）

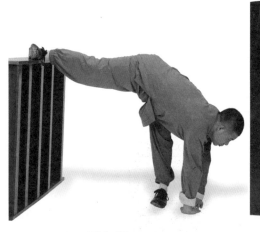

图 2-28

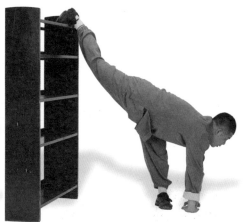

图 2-29

（12）恢复动作（3），重复动作（4）后，右脚下落还原预备姿势。右式完成后再做左式，左右动作相同。

【注意事项】

（1）依照身体状态调整合适高度，身体尽量保持平稳。

（2）脚跟搭放不宜过多，动作过程中保持脚尖回勾。

三、进阶暖身法

（一）张氏肩部松筋法——洗肩

是指洗去肩部淤塞之垢，舒筋活络利于通气。

【动作过程】

（1）两脚平行开立与肩同宽，身体自然正直，两臂自然下垂，两手十指相对掌心下按于小腹前。头端正，目不远视。（图2-30）

（2）提起左脚，向左开跨，向左旁开一步，向左转体，呈左弓箭步。（图2-31、图2-32）

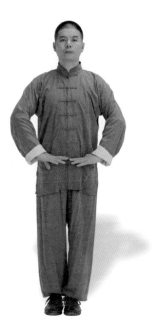

图 2-30

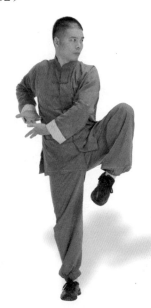

图 2-31

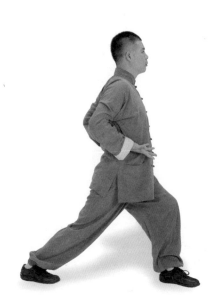

图 2-32

21

（3）右手手心向上，拇指向外，上由腰际向前平缓穿出至肩平。目送右手中指尖。（图2-33）

（4）右臂由前平向上画至头上。手心向后，拇指向外，尽力伸引。（图2-34）

（5）两脚不动，胯向右转90°呈左侧弓箭步。右臂内旋，手心向外，拇指向内，立掌由头上向体侧劈落至肩平。（图2-35）

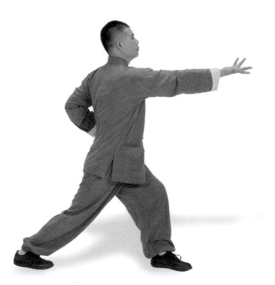

图 2-33

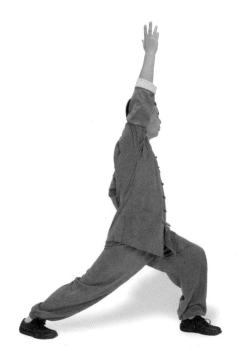

图 2-34

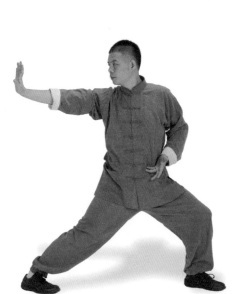

图 2-35

（6）还原成左弓箭步，右手穿出后，立掌。（图2-36、图2-37）

（7）双脚不动，胯向右转90°呈左侧弓箭步。右手下按，置于右腰间。（图2-38）

（8）右臂外旋，沿右侧上穿，经耳前，右臂直伸。（图2-39、图2-40）

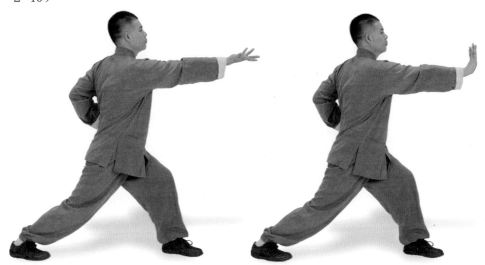

图 2-36　　　　　　　　　　　图 2-37

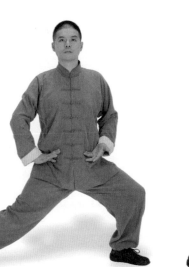
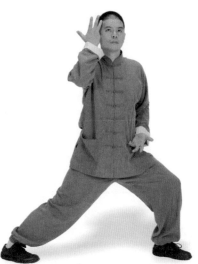

图 2-38　　　　　　　　　　　图 2-39

（9）身体左转 90° 呈左弓箭步，转身同时右臂下击至肩平。（图 2-41）

（10）维持左弓箭步，立掌。右臂下落至右腰间。（图 2-42、图 2-43）

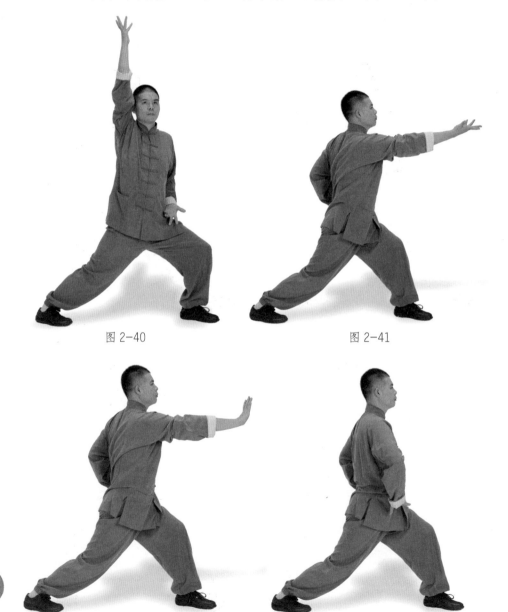

图 2-40

图 2-41

图 2-42

图 2-43

（11）右臂上举，至耳前处右手前翻，掌心向上。（图2-44）

（12）继续上举至头顶，抬头，目视前上方。（图2-45）

（13）右臂外旋，手心向上，拇指向外。右掌背向体前砸落至肩平。（图2-46）

（14）立掌向左下按落至体前裆下。右臂屈肘收回腰际，收左脚起身。（图2-47）

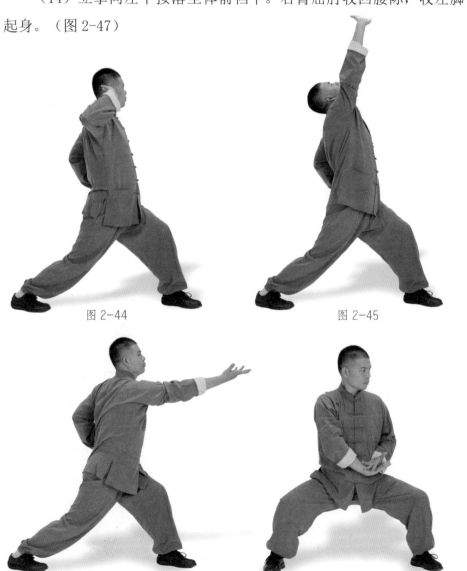

图2-44

图2-45

图2-46

图2-47

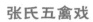
（15）向右转体 180° 做左式。左右动作相同。左右动作全部完成后，还原成预备姿势。

【动作要求】

（1）弓步左右转胯时后脚尖要对正前脚跟，上体要中正。

（2）落掌力砸千斤，立掌要坐腕展指。

【功　理】

坐腕立掌下劈、掌心向后之直臂上伸、掌心向上之沉肩砸臂、立掌下按等动作，旨在激活肩臂后下方经筋，舒筋活络利于通气。由于张氏五禽戏更加重视肢体动作与呼吸的配合，将武术中"劲力"的"开合"融入其中。所以在洗肩练习时要更加注意伸臂延展时达到极限处稍微停顿，停顿后再稍微延伸，延伸后再稍微回收，感受肌肉开合，劲力的蓄发，可以更好地明确"合中寓开""开中寓合"。

（二）张氏腰部强壮法——磨腰

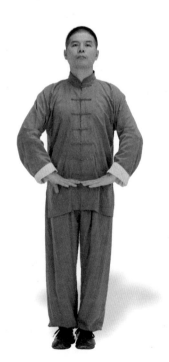

"磨"字从石，本义具有磨制石器的意思。加工玉称"琢"，加工石称"磨"。《诗·卫风·淇奥》中有："如切如磋，如琢如磨。"《论衡·量知》中说："切磋琢磨，乃成宝器。"引申有克服阻碍、困难和磨炼含义。

【动作过程】

（1）两脚平行开立与肩同宽，身体自然正直，两臂自然下垂，两手十指相对掌心下按于小腹前。头端正，目不远视。（图2-48）

（2）起左脚，开跨，双手放于腰边。
（图2-49）

图 2-48

（3）向左横向开步，两膝弯曲下蹲，两大腿与地面平行，小腿与地面垂直，脚尖内扣，五趾抓地，呈马步。右手从腰间向后内旋，达身侧与肩平。从外侧向前展开，右手翻转，手心向上。（图2-50、图2-51）

（4）左手由腰际掌在目光引领下，向正前方平缓穿出至肩平，手心向上。（图2-52）

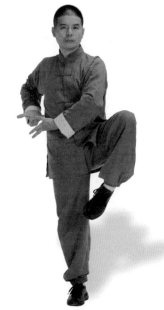

图 2-49

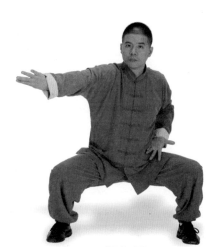

图 2-50

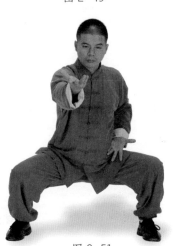

图 2-51

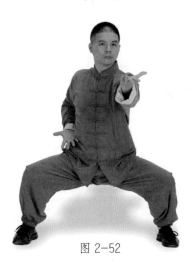

图 2-52

（5）身体不动，左手由正前方外展运至身体左侧肩平，手心向上。（图2-53）

（6）身体不动，左手由左前方运至身体正后方。身体后仰，向前挺腰做桥。（图2-54、图2-55）

（7）身体向前翻转，由仰身换至俯身。重心随身体翻转动逐渐向右过渡，呈右弓步。左臂由后方收至于左耳傍，手心向上，手指向右。上体向右前方斜倾长腰，左臂手心向上，向右前方反背插掌至手臂伸直。同时头向右转，由右肩头回头看左脚跟。（图2-56）

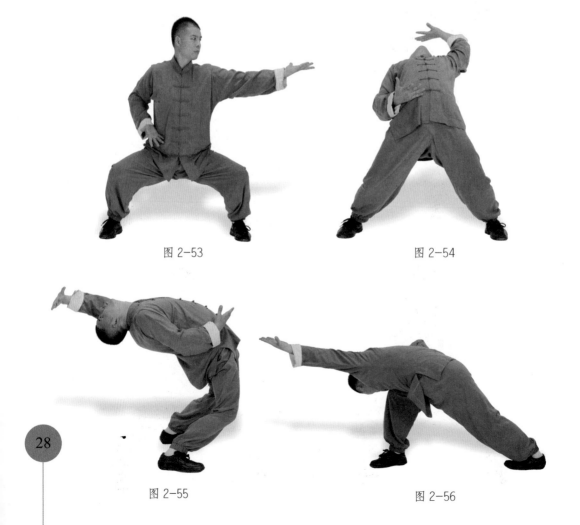

图 2-53

图 2-54

图 2-55

图 2-56

（8）左手维持不动，以腰运身，身体向左转至正前方。（图2-57、图2-58）

（9）再转至左边后，身体转动运至正前方。左手由外向内圈手画圆收于腰际。（图2-59）

（10）身体后倒做桥，左手手心向上手指向前，由腰际向前穿至腰平伸直。（图2-60）

（11）上身起立，身体向左转回正面，两腿呈马步。开始右磨腰，动作和左边相同。（图2-61）

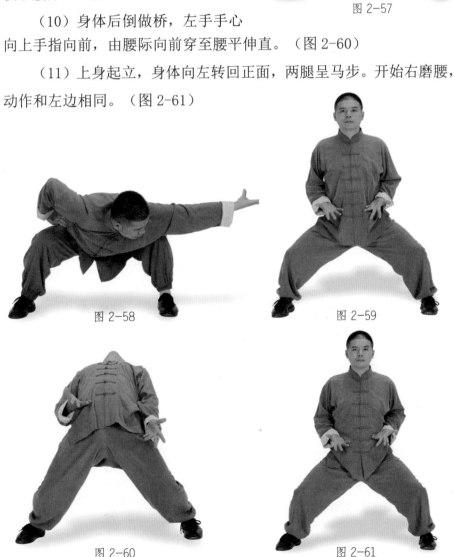

图2-57

图2-58

图2-59

图2-60

图2-61

29

【动作要求】

（1）肢体圆活舒缓，切忌用力。

（2）嘴微张不憋气。

（3）前后左右四正面要适度停留。

【功　　理】

磨腰功以肚脐、命门、左右带脉为主穴，以练通带脉为主。而在张氏五禽戏锻炼时强调肢体动作与呼吸的配合，将武术中"劲力"的"开合"融入其中。所以在磨腰练习时，要求后仰、侧展、前探等动作时，从腰部、胸部、肩、臂、手尽量地延伸，在延伸至极限时稍微停顿后再稍微延伸，延伸后再稍微回收，可以更好地感受整体动静结合以及刚柔相合。

（三）张氏劲力开合法——三折腰

【动作过程】

（1）两脚平行开立与肩同宽，身体自然正直，两臂自然下垂，两手十指相对掌心下按于小腹前。（图2-62）

（2）两臂屈肘，两手手心向上，十指相对，由下向上提至膻中穴，十指相对，稍停。大臂继续向上抬，同时前臂内旋，至额头时手心向上托起至头顶，稍微停顿后后倾。（图2-63～图2-65）

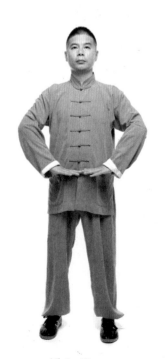

图2-62

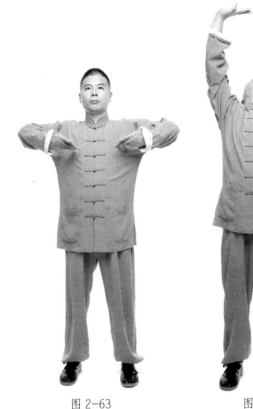

图 2-63

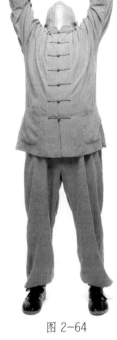

图 2-64

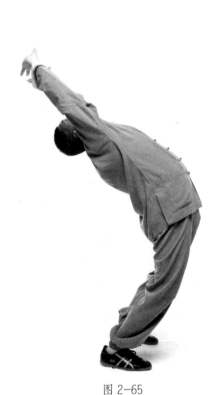

图 2-65

（3）身体向前倾，以手带腰缓慢向下。（图2-66）

（4）十指交叉，向下俯身，按掌于地面，手臂不动，下颌前引抬头眼视正前方，腰部下塌。手掌放置于脚掌，身体尽量贴近腿部。（图2-67、图2-68）

（5）起身后上托，下肢不动，手臂随上体左转90°由正前方行至左前方。重复正面动

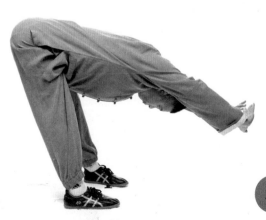

图 2-66

31

作。（图2-69～图2-74）

（6）起身后上托，下肢不动，手臂随上体右转180°由左前方行至正前方再行至右前方。重复正面动作。（图2-75～图2-80）

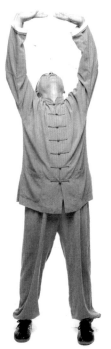

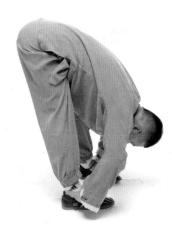

图2-67　　　　　　　图2-68　　　　　　　图2-69

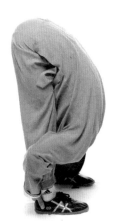

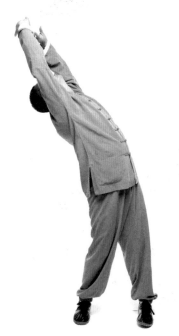

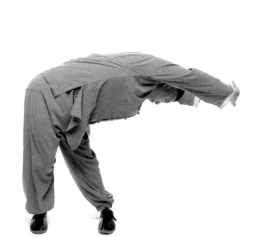

图2-70　　　　　　　图2-71

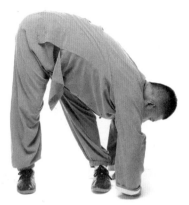

图 2-72

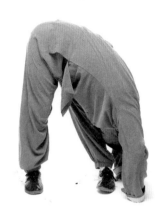

图 2-73

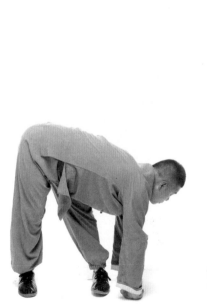

图 2-74

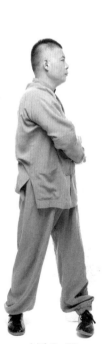

图 2-75

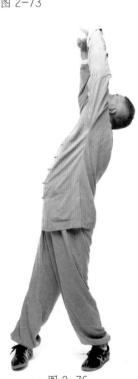

图 2-76

【动作要求】

（1）动作要自然缓慢。

（2）初练者停顿处，停留时间不要过长。

（3）前屈时依身体重力作用下落。

33

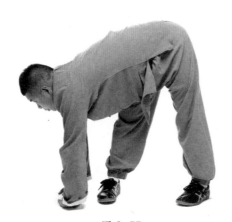

图 2-77

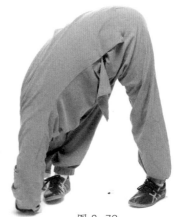

图 2-78

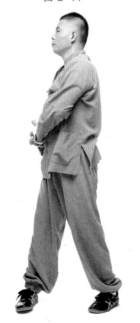

图 2-79

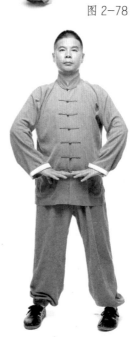

图 2-80

【功 理】

　　由于张氏五禽戏更加重视肢体动作与呼吸的配合,将武术中"劲力"的"开合"融入其中。在三折腰练习时,要求后仰、前探、下折等动作时,从腰部、胸部、肩、臂、手尽量地延伸,在延伸至极限时稍微停顿后再稍微延伸,延伸后再稍微回收,而且整体的动作要求缓和、从容、圆滑,在缓慢中体会自己的开合极限。

第三章　功法演示

预备势

（1）两脚并拢，两手自然垂于体侧，头项正直，下颌微收，双目微闭。（图 3-1）

（2）左脚向左平开一步，略宽于肩，两膝微屈，目视前方，松静站立。（图 3-2）

（3）两手相叠，虎口交叉，放于腹前，意守丹田，调息 3 次。（图 3-3）

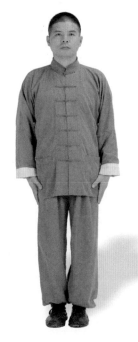
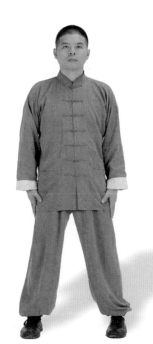
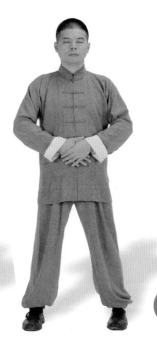

图 3-1　　　　　　　　　图 3-2　　　　　　　　　图 3-3

35

【注意事项】

身体要保持含胸拔背、松静自然，然后两肩下沉，同时吸气。注意目不旁视，心无旁骛，协调手臂与呼吸的配合，调整呼吸节奏，尽量做到细、匀、深、长、绵绵若存。这个动作是为了调整呼吸，放松身心，尽快进入练功状态。

第一戏 虎 戏

虎戏包括"虎举"和"虎扑"两个动作。在神韵的体现上要表现出虎的威猛：神发于目，威生于爪，神威并重，气势凌人。

动作变化要做到刚中有柔、柔中有刚、外刚内柔、刚柔相济，可疏导督脉、使真精化气。在运行中要快慢结合、急缓相兼，既要如行云流水、轻盈缓慢，又似有疾风闪电、猛勇刚强。在自然呼吸的前提下，逐步达到呼吸柔和、细缓均匀深长，以意领气下行、意守命门。命门穴是督脉的主穴之一，也是全身重要的腧穴之一。历代医家认为它是肾中"真阳"之处，是精血之海、元气之根、水中之火、生化之源等等。中医学认为肾主骨，又是元气之根，因此意守命门，有强力壮骨益髓和发动肾间动气的作用。

基本手形——虎爪

五指张开，虎口撑圆，五指的第1、2指关节弯曲内扣，形如虎爪。

第一式 虎 举

虎举是脊柱由屈到伸，再由伸到屈的过程。一张一弛、欲扬先抑，这些都是中国传统的阴阳哲理。要做到两手上举时"提胸收腹"的伸脊柱动作，必须先有脊柱"含胸松腰"的屈脊柱动作。两拳上提，至胸前由拳变掌，两掌向上托举，整个动作过程就是脊柱渐渐伸直的由屈到伸的过程。

（1）两掌掌心向下，两指尖相对，沿体前下按至腹前，目视前方。（图3-4）

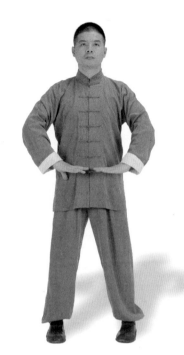

图 3-4

（2）两手掌心向上，小指轻贴腰际，向后收到腰间，虎口向外。（图3-5）

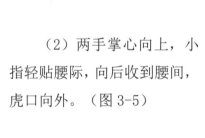

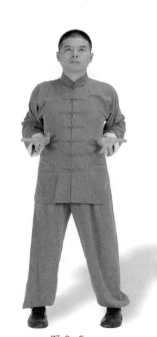

37

图 3-5

（3）翻掌心向下，十指撑开，弯曲呈虎爪状。（图3-6）

（4）翻掌，吸气，两臂沿体前缓慢上提至胸前，目视两手。（图3-7）

（5）松手指，两臂在胸前向两肩方向水平拉开，同时呼气。（图3-8）

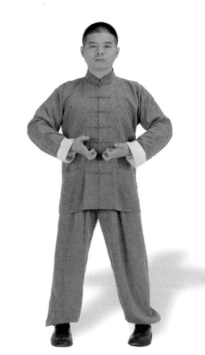

图3-6

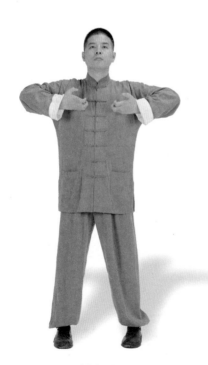

图3-7

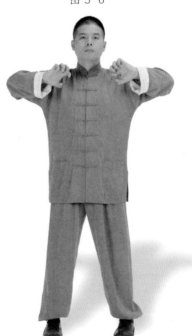

图3-8

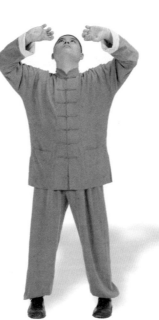

（6）翻掌变虎爪，吸气，边向上托举边转腕呈拳心向上，托举至两臂伸直，目视两爪。（图3-9、图3-10）

图 3-9

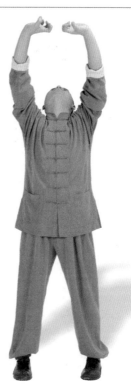

图 3-10

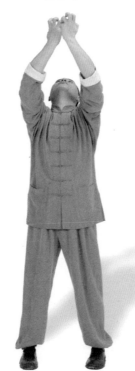

（7）翻掌心向内，两臂下拉至胸前，两手腕在胸前交叉，屏住呼吸。（图3-11、图3-12）

图 3-11

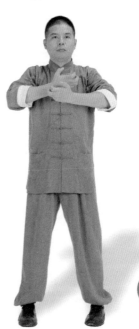

图 3-12

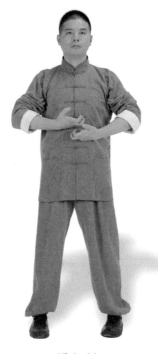

（8）两爪上下相叠，掌心向上，沿体前下落至腹前，呼气，松开手指变掌。（图3-13、图3-14）

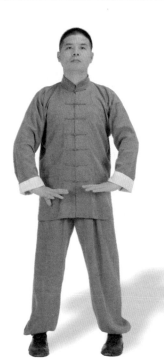

图 3-13

图 3-14

【虎举的功效和作用】

（1）两掌向上托举的时候，吸入清气，两掌下落的时候，呼出浊气，一升一降，疏通三焦。

（2）掌变虎爪的时候，可以增强握力，改善上肢远端关节的血液循环。

第二式　虎　扑

视频讲解示范

虎扑，动作要抬头、塌腰、尾间上翘、两手尽量前扑。假想身体直立时做虎扑的躯干动作，抬头挺胸、伸腰翘臀、两手上举，使腰背部的肌群得到锻炼。

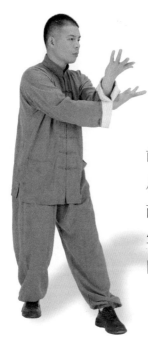

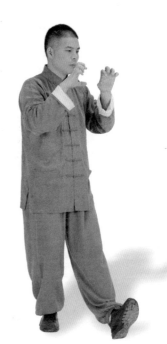

（1）出左脚在左前方变丁字步。左掌从右前臂底部穿掌，两手腕在胸前交叉，掌心朝内。（图3-15、图3-16）

图 3-15

图 3-16

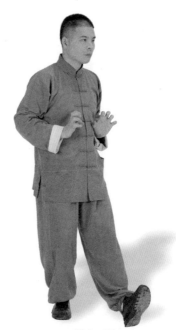

（2）翻掌心向内，十指弯曲呈虎爪，然后双手沿肋侧从腋下向右前方扑出，手臂微屈，不要完全伸直，丁字步变弓步，挺胸塌腰，扑出的同时用鼻子用力呼气，目视前方。（图3-17～图3-19）

41

图 3-17

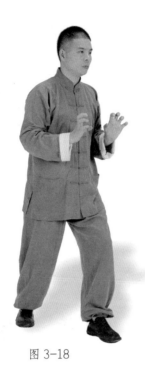

图 3-18

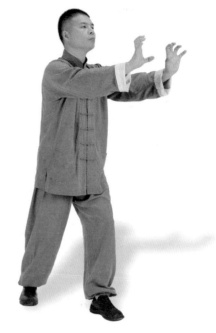

图 3-19

（3）重复动作 1、2、3，
动作反向。（图 3-20～图 3-22）

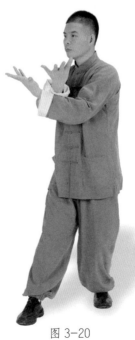

图 3-20

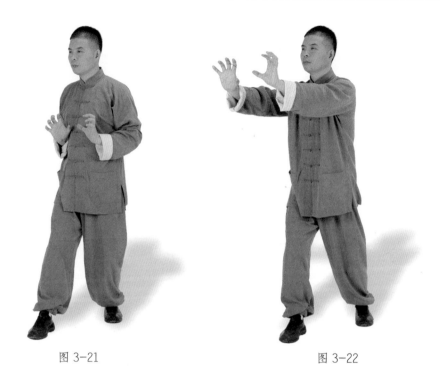

图 3-21   图 3-22

【虎扑的功效和作用】

（1）虎扑的动作通过脊柱的前后伸展，增加脊柱各关节的柔韧性和伸展度，可使脊柱保持正常的生理弧度。

（2）督脉位于背部正中，任脉行于腹部正中，脊柱的前后伸展折叠，锻炼了任督两脉，可以疏通经络，活跃气血。

【虎戏的注意事项】

【虎戏的形】

练习虎戏时模仿虎的动作要形似猛虎扑食。威生于爪，要力达指尖。神发于目，要虎视眈眈。动作变化要做到刚中有柔、柔中生刚、外刚内柔、刚柔相济。爪甲与目皆属肝，用力时气血所至，可以起到舒筋、养肝、明目的作用；加上虎举时身体舒展，两臂向上拔伸，疏通三焦气机，

43

调理三焦功能。虎扑动作可使脊柱前后伸展，引腰前伸，可增加脊柱各关节的柔韧性和伸展度，并牵动任督两脉，起到调理阴阳、活跃气血的作用。

【虎戏的意】

练虎戏时，要意想自己为威猛无比的老虎，傲视群兽，伸展肢体，抓捕食物；练习虎举时，由下向上至肩前，如双手提起铁桶，用内劲缓缓向上；至头顶上方，如托举千斤之鼎，用内劲缓缓上托；由头顶落至肩前，如紧握双环下拉，有引体向上之势；由肩前下落至腹前，如按水中浮球，用内劲缓缓向下。练习虎扑时，双手体前画弧，为脊柱所牵动；画立圆时，双手前伸，臀部后引，意念注于腰部；双手下按、上提、再前伸，实际上是由脊柱变化所带动；此时双手下按，意念拱背、收腹、牵拉督脉，双手上提，伸背挺腹、伸展任脉，有利于气血沿任督两脉运行；双手下按，意想猛虎抓扑猎物，气势恢宏。

【虎戏的功效】

通过虎戏的锻炼，可疏通三焦气机，增强任督两脉功能，增强脊柱各关节的柔韧性和伸展度的灵活性，可使腰背的肌肉张力增加和使脊柱保持正常的生理功能，以达到防病治病之目的。

【调理三焦】

通过"虎举"上举吸入清气，下按呼出浊气，如此反复升降，可疏通三焦气机，调理三焦功能。三焦的主要功能是主持诸气，总司人体的气化活动，是元气和水谷运行的道路。一旦三焦气化作用出现异常，会有身热不扬、头昏沉胀、神志模糊、胸脘闷胀等症状。通过练习虎举可增强三焦、强化三焦总司人体气化活动，使三焦通行元气、运行水谷、疏通水道的功能得以正常，进而激发推动各个脏腑组织的运化能力。

【调理任督两脉】

通过虎扑前后伸展脊柱，可充分牵拉任督两脉，可起到调理阴阳、疏通经络、活跃气血的作用。任脉行于胸腹部正中，能总任一身阴经，若任脉失常，会有月经不调、流产不孕等病症。督脉行于脊背正中，能总督一身之阳经，若督脉失常，会有脊背疼痛、精神不振等病症。通过练习虎扑使脊柱反复前伸后展，可刺激任督两脉，有效调理任、督两脉经气，增强任督两脉功能，保持阴阳平衡，减少疾病发生。

【强筋壮骨】

通过虎举拔伸躯干和虎扑脊柱前后伸屈，可增强脊柱各关节的柔韧性和伸展度的灵活性，使脊柱保持正常的生理功能。脊柱运动能增强腰、背、颈部肌肉力量，对常见的腰、颈部疾病，如腰、颈肌劳损，颈疾病、疼痛等症，都有防治的作用。通过两掌反复变爪、变拳用力抓握动作，也增强了手掌的握力，可改善上肢远端关节的血液循环。

第二戏　鹿　戏

鹿戏包括鹿抵和鹿奔两个动作。鹿喜挺身眺望、好角抵、运转尾闾、善奔走，通任、督两脉。练习鹿戏时，动作要轻盈舒展，神态要安闲雅静。仿效鹿的形态，可活动全身筋络骨骼关节，故有舒筋活络强筋壮骨的效果。鹿性温驯，善运尾闾，尾闾关为督脉三关之一。此穴接近督脉的起始处，是诸阳总纲，所以意守此穴有补肾益髓的效果，可强健下肢。

基本手形——鹿角

拇指伸直外张，食指、小指伸直，中指、无名指弯曲内扣。

第一式 鹿 抵

视频讲解示范

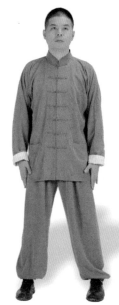

图 3-23

鹿抵模仿鹿运用鹿角相互磨抵嬉戏的动作，其动作实质是脊柱的侧屈加回旋，同时对侧骨盆前倾内收。在重心前移呈弓步时，膝关节前顶使得骨盆成前倾内收姿势固定，然后转腰，转头，同时脊柱侧屈。形成按摩一侧脏腑和牵拉一侧脊柱。

（1）左脚向左开步，与肩同宽，双手变鹿角，轻贴腰际，掌心朝上，目视前下方。（图3-23、图3-24）

（2）右臂抬起，与肩同高，掌心向后，目视右掌。（图3-25）

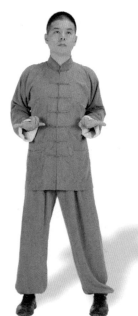

图 3-24

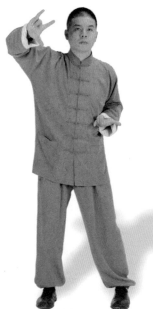

图 3-25

（3）身体重心前移，左腿微屈，脚尖外展，右腿伸直蹬实，同时身体左转，向上、向左、向后画弧，掌心向外，指尖向后，左臂弯曲外展平伸，右臂举至头前，向左后方伸平，掌心向外，指尖向后，目视右脚跟。（图3-26～图3-28）

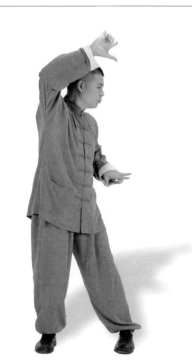

图 3-26

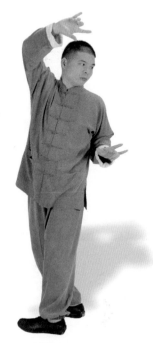

图 3-27

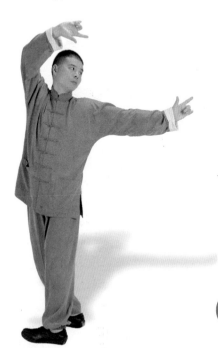

图 3-28

（4）随后，身体右转，左脚收回，开步站立，同时两手向上、向右、向下画弧（图3-29、图3-30）。身体右转，开始做右侧动作，动作方法与左侧相同，唯方向相反。（图3-31～图3-35）

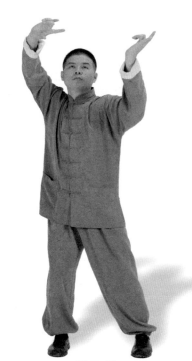

图 3-29

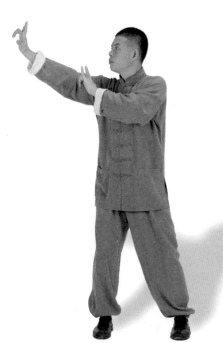

图 3-30

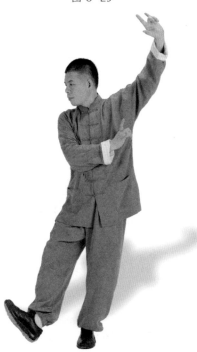

图 3-31

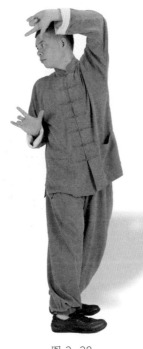

图 3-32

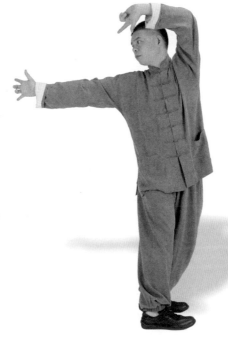

图 3-33

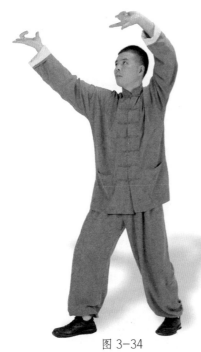

图 3-34

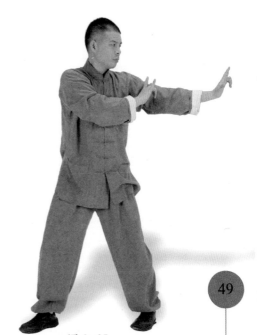

图 3-35

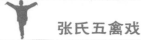
【鹿抵的功效和作用】

（1）腰部的拧转，使整个脊柱得到了充分旋转，增强了腰部的肌肉力量，很好地锻炼了腰部。

（2）"腰为肾之府"，尾闾运转，可起到强腰补肾、强筋健骨的功效。

第二式　鹿　奔

鹿奔的整个运动是脊柱由伸到屈，再由屈到伸的过程。弓步屈手腕时，脊柱处于自然放松状态；重心后移，脊柱后弓时，整个身体由伸膝、扣髋、弓腰、含胸、扣肩、再两臂内旋把腰背的力量传至手指尖，使脊柱得到充分的伸拔。

（1）由预备势起，左脚向左前方跨一步，呈弓步，右腿蹬直，同时，两手握呈空心拳，向上向前画弧至体前，与肩同高，掌心向外，目视前方。（图3-36）

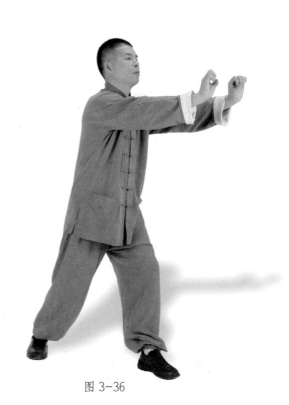

图 3-36

（2）身体重心后移，左膝伸直，脚尖点地，右腿屈膝。低头、弓背、收腹，同时两臂内旋，掌背相对，拳变鹿角。（图3-37、图3-38）

（3）左脚收回于右脚内侧，两臂从体侧回落于腹前。（图3-39）

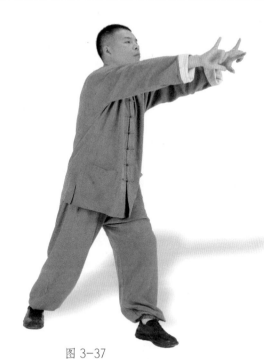

图 3-37

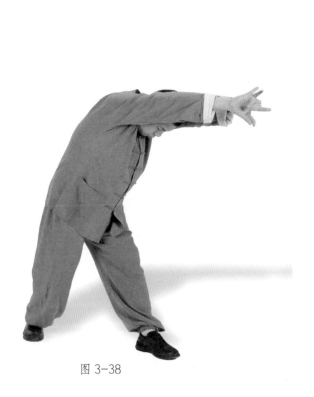

图 3-38

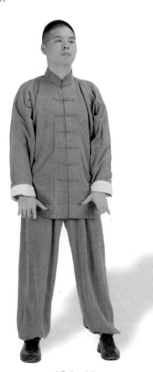

51

图 3-39

（4）接着做右侧动作，动作方法与左侧相同，唯方向相反。（图3-40、图3-41）

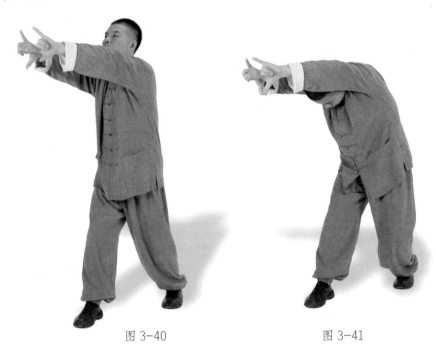

图 3-40   图 3-41

【鹿奔的功效和作用】

（1）在鹿奔的动作中，头前伸，背后拱，腹收缩，臀内收，使躯干部形成一张竖弓，腰背部得到了充分的伸展和拔长，督脉也得到了充分的锻炼。

（2）向前落步时，气冲丹田，身体重心后坐时，气运命门，意在疏通督脉经气，具有振奋全身阳气的作用。

【鹿戏的注意事项】

【鹿戏的形】

鹿喜挺身眺望，好角抵，运转尾闾，通任督两脉。鹿抵时腰部左右扭动，尾闾运转，使整个脊柱充分旋转，可增强腰部的肌肉力量，也可以减少腰部的脂肪沉积。目视后脚跟，加大腰部在拧转时的侧屈程度，可防治腰椎小关节紊乱。"腰为肾之府"，通过腰部的活动锻炼，可刺激肾，起到壮腰补肾、强筋健骨的功效。鹿奔时胸向内含、脊柱向后凸、形成竖弓，通过脊柱的运动使得命门开合、强壮督脉，可以调节生殖系统。

【鹿戏的意】

练习鹿戏时，要意想众鹿戏抵，轻灵迈步、谨慎、平和；练习鹿抵时，两臂摆动，意在两手，两眼随之；拧腰转体侧屈，腰部一侧压紧，意在挤压按摩脏腑，另一侧伸展，意在拔长肩背。练习鹿奔时，两手向前划弧，提腿前迈成弓步，这时意念在手腕，意想鹿在奔跑时，鹿蹄上下翻飞；随后两臂内旋回收，拱背，收腹，如鹿奔跑前蓄势待发，意念放在胸部膻中穴和背部命门穴，一收一凸。在动作衔接处，意念脚步的换跳，一落一起，意想鹿的轻盈与敏捷。

【鹿戏的功效】

练习鹿戏可强腰补肾，疏通肾脏经络，改善气血循环，达到防治腰部虚冷、疼痛等症，起到促使经络气血输送到全身各处，使人体恢复正常的生理心理功能。

【强腰补肾】

通过腰部侧屈拧转，尾闾运转，可促使气运命门，从而疏通肾脏经络，改善气血循环，加强了先天与后天气血交流，达到防治腰部虚冷、疼痛、遗尿等症，起到强腰壮肾的功效。如鹿抵可使脊椎充分旋转，增强腰部的肌肉力量，减少腰部脂肪的沉积。鹿奔两臂内旋前伸，肩、背部肌肉得到牵拉，对颈肩综合征、肩关节周围炎等有防治作用；当躯干弓背收腹，能矫正脊柱，增强腰背部肌肉力量。

53

【振奋阳气】

鹿奔向前落步的动作，可使气充丹田。身体重心后坐时，气运命门，整条脊柱后弯，内夹尾闾，后凸命门，打开大椎，可疏通督脉经气，加强了人体的先后天之气的交流，具有振奋全身阳气的作用，促使经络气血输送到全身各处，滋养全身，使人体恢复正常的功能。

第三戏　熊　戏

熊戏是由熊运和熊晃组成，主要运动中焦腰腹部分。熊戏要表现出熊沉稳、松静自然的神态。其中蕴含内劲，沉稳之中显灵敏，能消除杂念，静心达到形神合一。熊戏主要是内练静心，以培育真气、通调经络；外练肢体的灵活，以起到强筋健骨、增长力气、灵活关节、强身壮体。

基本手形——熊掌

拇指压在食指指端上，其余四指并拢弯曲，虎口撑圆。

第一式　熊　运

熊运是脊柱的组合运动，其要领是依靠脊柱的运动带动两手围绕肚脐划立圆。包括脊柱屈时加侧屈；脊柱伸加骨盆后倾；脊柱侧屈加前屈等。整个过程双手在脊柱运动的带动下，沿着肚脐下左右移动。

（1）从预备势开始，两掌握空心拳呈熊掌，拳眼相对，松肩沉肘，垂于腹前，目视两拳。（图3-42）

（2）以腰、腹为轴，上体做顺时针摇晃，同时两拳沿右肋部、上腹部、左肋部、下腹部画圆，目随上体，摇晃环视，配合呼吸，身体上提时吸气，身体前俯时呼气。（图3-43～图3-49）

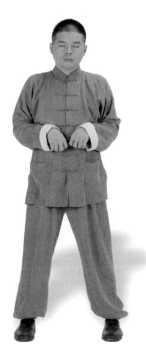

图 3-42

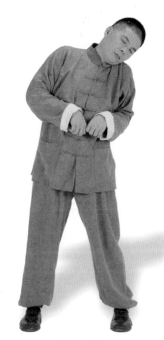

图 3-43

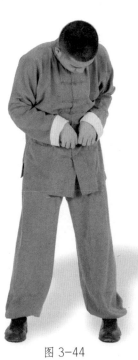

图 3-44

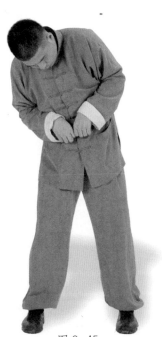

图 3-45

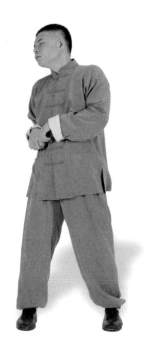

图 3-46

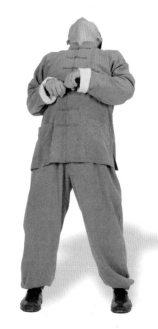

图 3-47

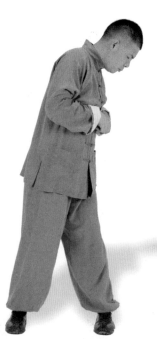

图 3-48

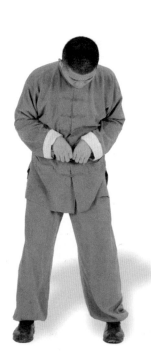

图 3-49

（3）接着上体做逆时针摇晃，动作方法同前，唯方向相反。以腰、腹为轴，两拳沿左肋部、上腹部、右肋部、下腹部画圆，目随上体摇晃环视。（图 3-50 ～图 3-53）

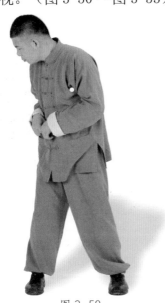

图 3-50

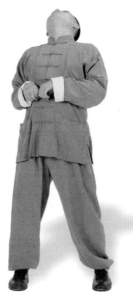

图 3-51

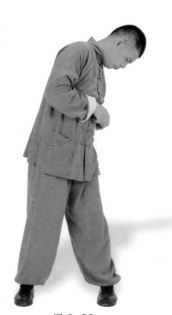

图 3-52

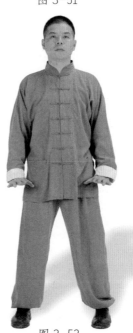

图 3-53

【熊运的功效和作用】

（1）熊运活动了腰部的关节和肌肉，可以防治腰肌劳损和软组织损伤。

（2）腰腹转动，引导内气运行，可加强脾胃的运化功能，防治消化不良、便秘腹泻等症。

第二式　熊　晃

熊晃除了有脊柱的屈伸回旋外，还有重心的前后移动、上下肢与躯干运动的整体协调。熊晃中骨盆侧倾与脊柱侧屈的相互配合可对一侧脏腑按摩。

（1）身体重心前移，左脚向左前方落地，全脚掌踏实，脚尖向前，右腿伸直，身体右转，左臂内旋前靠，左手摆至左膝前上方，掌心朝左，右手摆至体后，掌心朝后，目视左前方。（图3-54、图3-55）

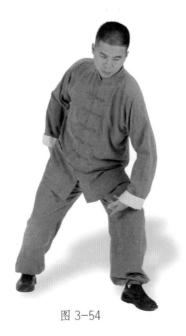

图 3-54

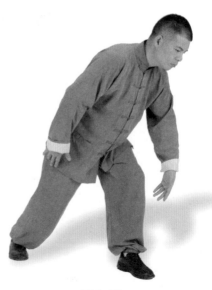

图 3-55

（2）身体左转，重心后坐，拧腰晃肩，带动两臂前后弧形摆动，右手摆至左膝前上方，掌心朝左，左手摆至体后，掌心朝后，目视左前方。（图3-56）

（3）身体右转，重心前移，左腿屈膝，右腿伸直，同时，左臂内旋前靠，左手摆至左膝前上方，掌心朝左，右手摆至体后，掌心朝后，目视右前方。（图3-57）

（4）换右式，动作相同，唯左右相反。（图3-58～图3-61）

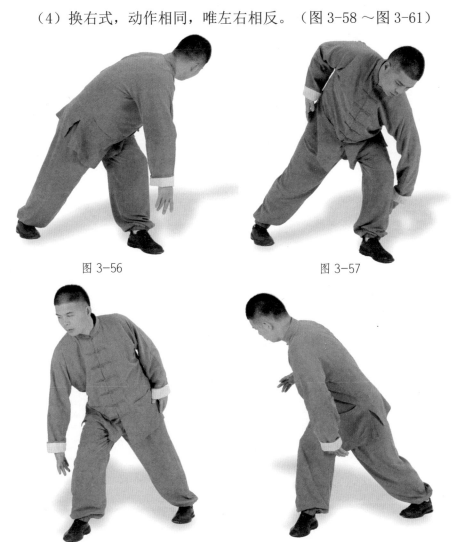

图3-56　　　　　　　　　　　　　　图3-57

图3-58　　　　　　　　　　　　　　图3-59

59

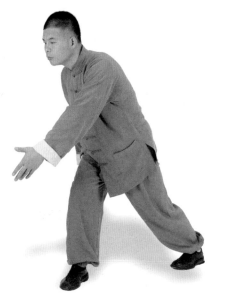

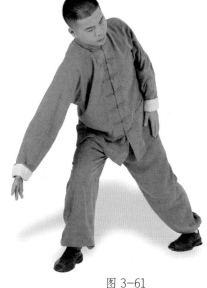

图 3-60   图 3-61

（1）身体的左右晃动，意在两肋，可以调理肝脾功能。

（2）提髋行走，加上落步的微震，可增强髋关节的力量，提高平衡力，有助于防治下肢无力、髋关节损伤、膝盖疼痛等症。

【熊戏的注意事项】

【熊戏的形】

熊戏要表现出熊憨厚沉稳，运势外阴内阳、外动内静、外刚内柔；行步外观笨重拖沓，但笨重生灵、蕴含内劲，沉稳之中显灵敏。熊运时身体以腰为轴运转，使得中焦气血通畅，对脾胃起到按摩的作用。熊晃身体左右晃动，有疏肝理气、健脾和胃之功效。可增强消化系统功能，为身体提供充足的营养物质，改善腹胀腹痛、便泄便秘等症状。

【熊戏的意】

练习熊戏时要意想熊的转腰运腹，沉着稳健，自由漫行；熊饱食之后，全身放松，垂手而立，沉稳安详；腰固步坚、转腰摩腹、横肩前移、沉稳厚实。神韵表现出熊的憨厚、刚直、沉着、稳重。熊运的核心在腹部丹田，以脐中为圆心，带动躯干作立圆摇转。练熊晃时，意在两胁，随着腰腹的左右转动，带动两臂的前后摆动，协调自然，不拘不僵。

【熊戏的功效】

练习熊戏主要可加强脾胃的运化功能，改善身体营养物质的供应。

【加强脾胃的运化功能】

借由熊运的腰腹转动、两掌画圆和熊晃的身体左右晃动，可以导引内气，加强脾胃的运化水谷功能，改善身体营养物质的供应，调畅脾胃升降功能，增进食欲，可以改善因脾胃功能不佳所导致的气血不畅、消化不良、腹胀纳呆、便秘腹泻等症状，使脾胃的生理功能保持强健。

【强骨柔筋】

脾主肌肉、四肢。如果脾主运化功能健旺，则肌肉丰满，四肢轻灵有活力。但如果脾失健运，清阳不布，则会出现肌肉痿软、四肢倦怠无力等症状。除此之外，还可以借由活动腰部肌肉和关节，提高肌肉力量和平衡能力，可防治腰肌劳损及软组织损伤，有助于改善下肢无力，足膝关节损伤、疼痛等症，使人体保持肌肉丰满，四肢灵活、协调有力。

第四戏　猿　戏

猿戏由猿提和猿摘两个动作组成。猿生性好动，机智灵敏，善于纵跳，折枝攀树。习练猿戏时，外练肢体的轻灵敏捷；内练精神的宁静，从而达到外动内静。练猿戏时外练肢体灵活；内抑情志的动荡，久练之可使思想宁静。练习时，在自然呼吸的前提下，意守中宫，为脾胃之所在。有助于增强脾胃功能，还可增强呼吸功能，当膈肌活动幅度增大，可对脏腑起到按摩作用。

基本手型

猿钩——五指指腹捏拢，屈腕呈钩状。

第一式　猿　提

猿提动作较为简单，头顶百会上领，提踵，提肛，耸肩 3 个动作一气呵成，使得身体重心在垂线上向上移动，然后屈胸椎，两肩内扣。

（1）双手由身体左侧画至腹前，屈撮拢捏紧成猿钩。（图 3-62、图 3-63）

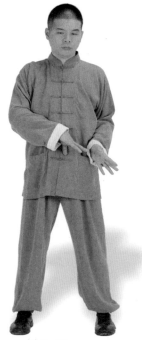
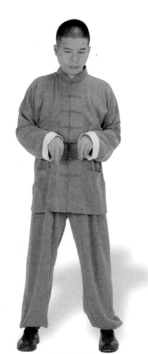

图 3-62　　　　　　　　　　　　　　图 3-63

（2）两掌上提至胸前,吸气,两肩上耸，收腹提肛，上提的同时，脚跟提起，头向左转，目随头动,看身体左侧。(图3-64～图3-66）

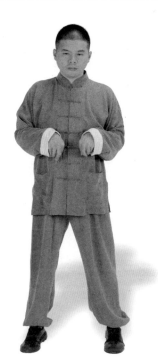

图 3-64

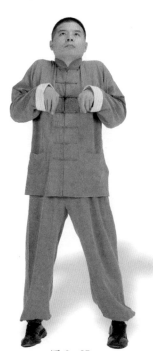

图 3-65

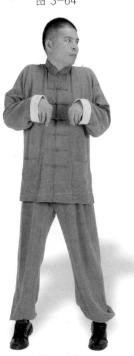

图 3-66

63

（3）头转正，两肩下沉，松腹落肛，脚跟着地，猿钩变掌，掌心向下，呼气，同时两掌下按至腹前。（图3-67、图3-68）

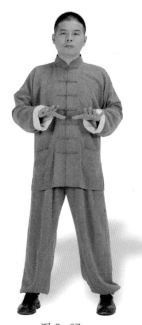

图 3-67

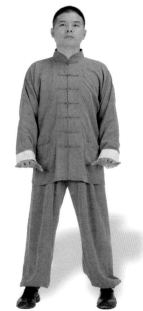

图 3-68

（4）接着做头右转视动作，动作相同，唯头向右转。（图3-69～图3-72）

（5）双手从身体右侧画至腹前，重复上述动作，左右转头目视各1次。

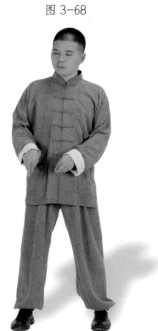

图 3-69

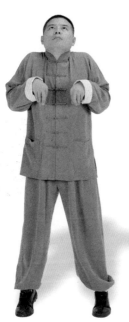

图 3-70

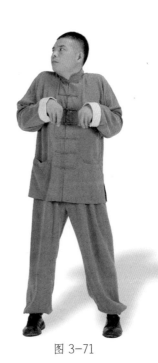

图 3-71

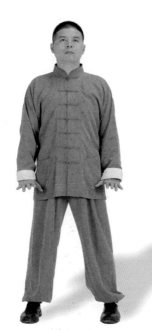

图 3-72

【猿提的功效和作用】

（1）猿钩的快速变化，可以增强神经——肌肉反应的灵敏性。

65

（2）两掌上提时，缩颈，耸肩，含胸吸气，挤压胸腔和颈部血管，两掌下按时，沉肩松腹，扩大胸腔体积，可增强呼吸，按摩心脏，改善脑部供血。

（3）提踵直立，可增强腿部力量，锻炼平衡能力。

第二式　猿　摘

猿摘要注意以脊柱的转动带动手臂，在转头看桃时，收手收脚在脊柱回转的带动下同时完成，达到整体的协调一致。

（1）两臂屈肘，掌心朝上，收至腰部两侧，左脚向左开半步，屈膝下蹲，右脚收至左脚内侧，脚尖点地，同时右掌变猿钩，向左上方画弧至头左侧，举至左上侧变猿钩，呈采摘势，目视左前上方。（图3-73、图3-74）

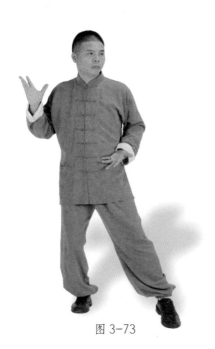

图 3-73

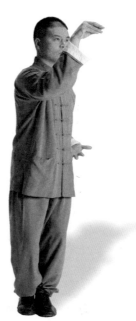

图 3-74

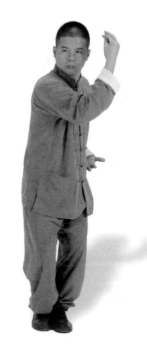

（2）右手腕内旋，右手继续保持猿钩贴近太阳穴处，指尖向右，身体下沉，转头看右方。（图3-75）

图 3-75

（3）身体下蹲，右脚向右跨一步，左脚收至右脚内侧，右手变掌，经体前向身体右侧画弧，呈托桃状，掌心向上，左掌也同时画至右肘下捧托，目视右掌。（图3-76～图3-79）

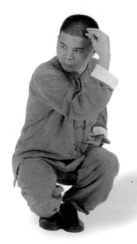

图 3-76

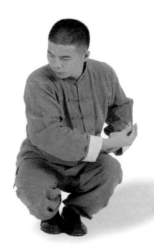

图 3-77

67

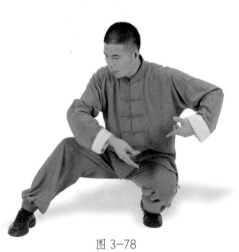

图 3-78

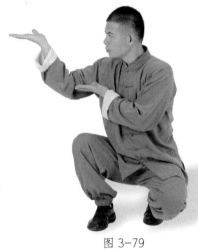

图 3-79

（4）动作同 1～3，方向相
反（图 3-80～图 3-84）

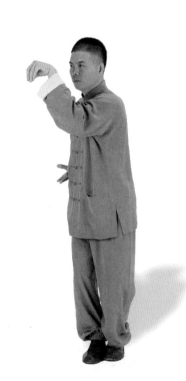

视频讲解示范

图 3-80

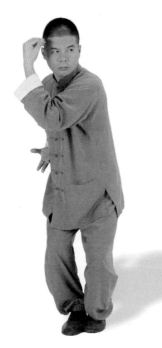

图 3-81

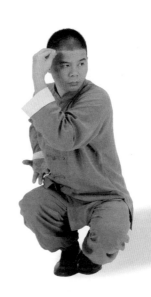

图 3-82

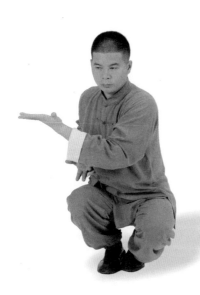

图 3-83

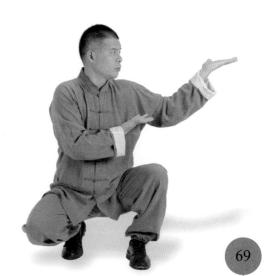

图 3-84

【猿摘的功效和作用】

（1）在猿摘的动作中，眼神要左顾右盼，既活动了颈部，又促进了脑部的血液循环。

（2）锻炼了神经系统和肢体运动的协调性，模拟猿猴在采摘果桃时的愉悦心情，减轻了大脑神经系统的紧张度，对神经紧张，精神忧郁等症有防治作用。

【猿戏的注意事项】

【猿戏的形】

猿生性好动，机智灵敏，善于纵跳，折枝攀树。练习猿戏时，外练肢体的轻灵敏捷，欲动则如疾风闪电、迅敏机警；内练精神的宁静，欲静则似静月凌空、万籁无声，从而达到外动内静的境界。猿提时手臂夹于胸前、收腋，可以使心经血脉通畅；缩项、耸肩、团胸吸气、挤压胸腔和颈部血管；两掌下按时，伸颈、沉肩、扩大胸腔体积，可增强呼吸，按摩心脏，改善脑部供血。猿摘时上肢大幅度的运动，可以对胸廓起到挤压按摩作用，对心脏功能起到一定的作用。

【猿戏的意】

练习猿戏时要体会猿的意境：机智、敏捷、灵巧。练习猿提身体团紧向上时，要稍用意提起会阴；当身体松沉下落时，放松会阴部，舒展胸廓。猿摘意想左顾右盼，寻找果实；屈膝下蹲，蓄力上跃，纵身而上，屈腕摘桃，紧握在手；屈身后坐，手托鲜桃，注目细看，心旷神怡。

【猿戏的功效】

练习猿戏可疏通手、足三阴三阳经脉，增加气血循环，从而强化脏腑及四肢百骸的生理功能，以达到防病治病之目的。

【强化心脏】

通过猿提两掌在胸中团聚和两掌下按，可起到挤压、扩大胸腔的作用。猿摘上步托桃动作可达到压缩、扩展胸腔的作用，使五脏得到按摩，加强心脏泵血能力，促进血液畅流不息，改善血液循环，并将营养物质输布全身，可以提高人体免疫功能，增强抵抗力。

【改善脑部供血】

猿提动作中的百会虚领、颈项转动和猿摘中的左顾右盼，有利于颈部运动，可加速血液流通，缓解脑神经的紧张度，对神经紧张，忧郁等症有预防作用，从而达到健脑益智的目的。

【加强四肢运动的力量和灵活性】

功法中动作变化的多样性，增加神经系统和四肢运动的协调性，如猿钩、握固、屈指、提踵、十趾抓地，以及两臂、两腿的伸展、牵拉等动作，都可增强四肢的锻炼，促进四肢血液循环，特别是四肢远端的微循环，从而增强四肢力量，提高神经、肌肉反应的灵活性。

第五戏 鸟 戏

鸟戏由鸟伸和鸟飞两个动作组成。鸟戏取形于鹤。练习时要表现鹤的昂然挺拔、悠然自得，仿效鹤翅飞翔，抑扬开合。当两臂上提，伸颈运腰，真气上引，可以活跃周身经络，灵活关节；当两臂下合，含胸松腹，气沉丹田，意守气海穴，可调达气脉，疏导经络。运用丹田之气和体内之气，使神意上下运行而得安宁，神静则气足，气足而生精，可使体健身轻，延年益寿。

基本手形

鸟翅——五指伸直，拇指、食指、小指向上翘起，无名指、中指

71

并拢向下。

第一式 鸟 伸

鸟伸是脊柱由屈到伸，再由伸到屈的过程。由两脚开立开始，屈脊柱同时骨盆前倾；然后，伸膝，骨盆后倾，伸腰，挺胸，抬头，同时两肩展开，两肩胛骨内靠，形成整体向后的弓形。随后，以相反的方向回复到原始动作。

（1）两腿微屈下蹲，两掌在腹前相叠，左掌心按在右掌背上，掌尖向前下方。（图 3-85）

（2）两掌向上举至头前上方，掌心向下，掌尖向前，身体微向前倾，提肩，缩颈，挺胸，塌腰，目视前下方。（图 3-86、图 3-87）

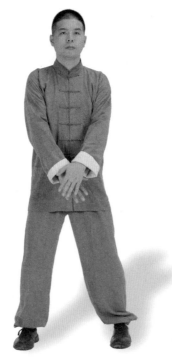

图 3-85

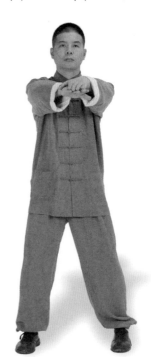

图 3-86

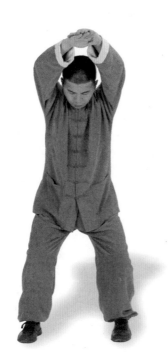

（3）两腿微屈下蹲，同时两掌下按至腹前。（图3-88、图3-89）

图 3-87

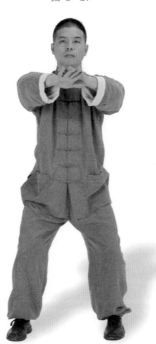

图 3-88

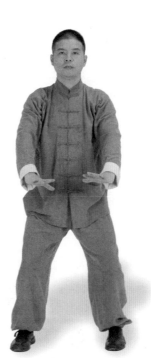

图 3-89

（4）身体重心右移，右腿蹬直，左腿伸直向后抬起，同时两掌左右分开，掌成鸟翅，向体侧后方摆起，掌心向上，突出两掌劳宫穴，抬头，伸颈，挺胸，塌腰，目视前方。（图3-90、图3-91）

（5）动作同1～4，方向相反（图3-92～图3-94）

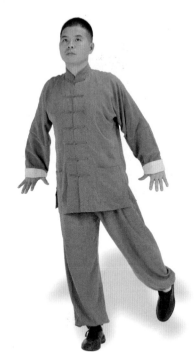

图3-90

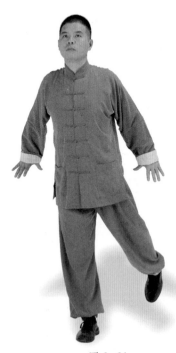

图3-91

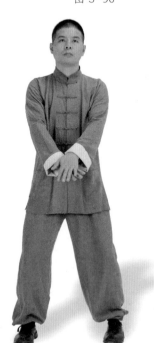

图3-92

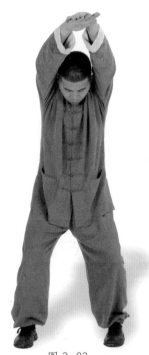
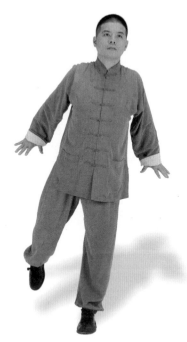

图 3-93　　　　　　　　　　　图 3-94

【鸟伸的功效和作用】

（1）两掌上举吸气，扩大胸腔；两手下按，呼出浊气，可增强肺的吐故纳新功能，增加肺活量。

（2）两掌上举，作用于大椎和尾闾，督脉得到牵动，两掌后摆，身体呈反弓状，任脉得到拉伸，松紧交替，反复练习，可增强疏通任督两脉的经气。

第二式　鸟　飞

鸟飞以两臂的大开大合模仿鸟的翅膀飞翔的动作，两臂的开、合是依靠脊柱伸、屈来带动。两臂上举时，伸膝，伸骨盆，伸脊柱；两臂下落时，屈膝，屈骨盆，屈脊柱。

75

（1）两腿微屈，两掌成鸟翅托于腹前，右手在上，左手在下。

（2）右腿伸直独立，左腿屈膝提起，小腿自然下垂，脚尖朝下，同时两掌呈展翅状，在体侧平举向上，稍高于肩，掌心向下，目视前方。（图3-95）

（3）左脚下落，脚尖着地，两腿微屈，同时两掌收于腹前。（图3-96、图3-97）

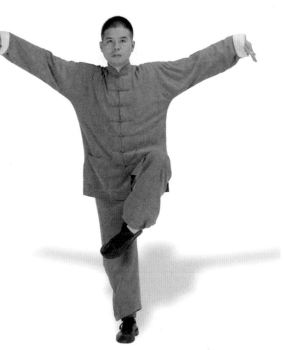

图 3-95

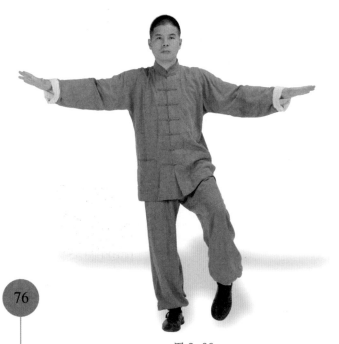

图 3-96

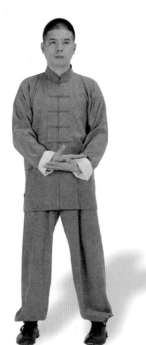

图 3-97

（4）右腿伸直独立，左腿屈膝提起，小腿自然下垂，脚尖朝下，同时两掌经体侧，向上举至头顶上方，掌背相对，指尖向上，目视前方。（图3-98、图3-99）

（5）左脚下落在右脚旁，两掌托于腹前。（图3-100～图3-102）

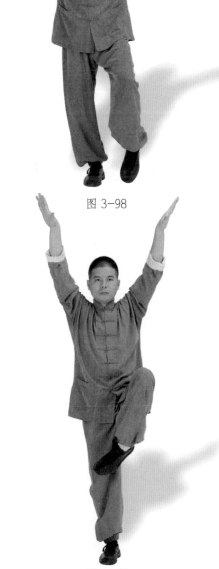

图 3-98

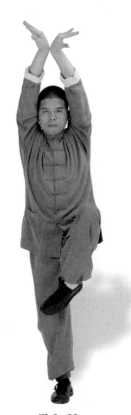

图 3-99

图 3-100

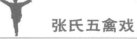

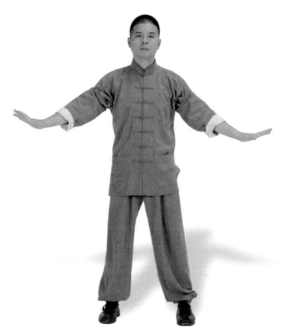

图 3-101

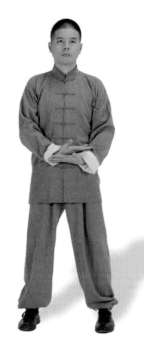

图 3-102

（6）动作同1～5，方向
相反（图 3-103～图 3-105）

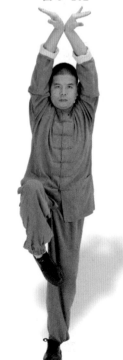

图 3-103

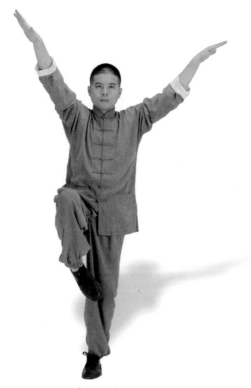

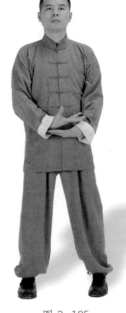

图 3-104　　　　　　　　　　　　　图 3-105

【鸟飞的功效和作用】

（1）两臂的上下运动可改变胸腔容积，配合呼吸运动可起到按摩心肺作用，增强血氧交换能力。

（2）拇指、食指上翘紧绷，意在刺激手太阴肺经，加强肺经经气的流通，提高心肺功能。

（3）提膝独立，可提高人体平衡能力。

【鸟戏的注意事项】

【鸟戏的形】

鸟戏要表现出鹤的昂然挺拔、悠然自得的神韵。仿效鹤翅飞翔，抑扬开合。主要是上肢的升降开合运动，不仅可以牵拉肺经，起到疏

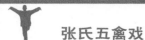

通肺经气血的作用，还可以通过胸廓的开合直接调整肺活量，促进肺的吐故纳新，提升肺脏的呼吸力，缓解胸闷气短、鼻塞流涕等症状。

【鸟戏的意】

练习鸟戏时，要有鸟的安然自在、悠闲宁静，气度从容、神情优雅、拍翅举足、昂首挺立。站立时要体现出鹤的神韵，目光纯净、神情安详、雍容华贵、圣洁沉静；两臂上起伸展，气息鼓荡，如白鹤振翅高飞；两臂下落内合，气沉丹田，如仙鹤驻足而立。

【鸟戏的功效】

练习鸟戏的主要功效是可扩大胸腔容积，起到按摩心肺作用，疏通气血，梳理任督两脉经气。

【提高肺功能】

当两臂上下运动时，可扩大胸腔容积，起到按摩心肺作用。肺主气，司呼吸，主一身之气，可吸入自然界清气，呼出体内浊气，使卫气散布全身，以保护肌表，输送水分和血液。借由练习，可增加肺吐故纳新功能，扩大胸腔，从而疏通气血，增大肺活量，改善肺功能失衡时出现的咳嗽、气喘、胸闷、支气管炎、哮喘等病症。

【梳理任督两脉】

通过鸟伸两掌上举，作用于大椎和尾闾，督脉得到牵拉；两掌后摆身体成反弓状，任脉得到拉伸。当松紧交替，可梳理任督两脉经气。坚持练习鸟伸，反复刺激任督两脉，疏通全身，使得气机得以发动，从而活跃气血，可以增强免疫力，延缓衰老。

【改善骨关节病症状】

通过有规律的练习鸟伸和鸟飞，因动作运动适量，缓慢柔和，可使人体的颈、肩、肘、指、腕、膝及脊柱各骨关节都得到磨合锻炼；肌肉、肌腱、韧带都得到滑利伸拉，有助于提高各关节的灵活性和协调性。如单腿独立，不仅锻炼人体平衡能力，而且增强了膝、足各关节的活动能力。

收　势

左脚向左平开一步，略宽于肩，两膝微屈，双目微闭，松静站立，两手相叠，虎口交叉，放于腹前，意守丹田，调息 3 次。（图 3-105）

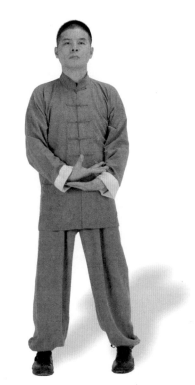

图 3-105

【注意事项】

整套功法做下来，习练者会感到有一定的运动强度和运动量，会觉得肢体比较柔活圆顺；同时意境经过转换，在结束时要回归到起始放松自然的状态，所以要通过"引气归元"的动作，把意念集中到丹田，以动作配合呼吸，借此调匀呼吸，并且让肌肉、关节放松下来，准备收功。

第四章　健康养生

一、五禽戏调形的养生保健作用

调形有利于入静养神。维持一种姿势和动作，必须全神贯注，可帮助意守、入静。调形能调节阴阳，动则生阳静则生阴，刚为阳、柔为阴，可以根据自己的反应状态进行调节。通过五禽戏调身之动静开合、松紧刚柔、俯仰屈伸、上下升降等，可以调整人体阴阳。调形还可疏通经络、柔筋健骨、调畅气血，只有在人身气血正常运行，生命才得以在正常状态下延续。

练习的要领，可用松、圆、柔、和、正、匀6个字来概括。松：即放松舒展，练习时要精神放松，全身肌肉放松，各个关节放松，体会运动时的肢体放松；圆：即运动圆活，动功的每一个动作，实际上是圆运动，切忌直线伸展或曲折运动，尤其是关节。肌肉的每个动作，都要做弧形的圆活屈伸；柔：即柔软有力，每个大的关节运动，既柔软，又有一定的力度；和：即轻盈灵活，动作宜轻，有虚有实；正：即端正稳定，姿势要端正，躯体要保持腰脊中正，以腰为枢轴，引动上肢、下肢及躯体，这样动功的招式就显得稳定；匀：即均匀对称，速度要缓、要匀，有一种优美的节奏感。

五禽戏体现了身体躯干的全方位运动，包括前俯、后仰、侧屈、拧转、折叠、提落、开合、缩放等各种不同的姿势，对颈椎、胸椎、腰椎等部位进行了有效的锻炼。主要以腰为主轴和枢纽，带动上、下肢向各个方向运动，以增大脊柱的活动幅度，增强健身功效。除此之外，还

82

特别注意手指、脚趾等关节的运动，以帮助远端血液微循环。

二、五禽戏调意的养生保健作用

意，即意念、意境。调意，也称为调心，就是自觉控制意识活动。是一种处在清醒状态下又与外界中断联系，思维活动相对单一，杂念减少，对内外刺激因子反应减弱的状态。进一步锻炼，思绪更加净化，绵绵密密、心息相依、心神宁静、意念专一。人的思维活动和情绪变化都能影响五脏六腑的功能。因此，在习练五禽戏时，要尽可能排除不利于身体健康的情绪和思想。

心理健康往往比生理健康还要重要，正如《黄帝内经》曰："得神者昌，失神者亡。"健康的真正标准必须是形神俱健。精神的放松主要是指解除情绪上的紧张烦躁，使心理处于平和状态。人体是一个形神合一的整体，精神放松是形体放松的基础和前提，而形体放松则是精神放松的深入和发展，两者之间关系密切。只有肢体松沉自然，放松身心，既有利于机体内气血的自然循环，减少内、外环境对大脑皮质的干扰，又有利于引导大脑入静，才能做到以意引气、气贯全身；以气养神、气血通畅，从而增强体质。

人体正气的盛衰，五禽戏通过姿势的调整、呼吸的锻炼、心神的修养，来疏通筋脉、活跃气血、协调五脏六腑、平衡阴阳，达到锻炼真气、培育元气、扶植正气的效果，达到抵御外邪、祛病强身的目的。

三、五禽戏的特点

（一）调理养生兼能治病

人的健康状况，疾病的发生与否，取决于人体正气的盛衰，五禽戏通过姿势的调整、呼吸的锻炼、心神的修养，来疏通筋脉、活跃气血、

83

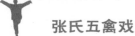

协调五脏六腑、平衡阴阳，达到锻炼真气、培育元气、扶植正气的效果，具有抵御外邪、祛病强身的作用。

（二）整体调整

五禽戏的作用不是在于发展身体某部分机能或治疗某种疾病，而是通过调身、调息、调心的综合锻炼，达到调整中枢神经系统，增强机体的抵抗能力和适应能力，从而改善整个机体功能。通过锻炼，身体内部正气逐渐旺盛，在身体内部力量逐渐充实后，增强了体质，提高了健康水平。五禽戏是一种自我身心锻炼的运动，它依靠自身锻炼，掌握一定的方法和要领，逐渐获得效果，增进健康。

（三）内外合一形神兼备

"内"，指的是心、意、气等内在的情志活动和气息的运动；"外"，指的是手、眼、身等外在的形体活动。由于五禽戏的每一戏都和身体的五脏有关系，所以每一个动作都必须做到形似而神似，达到形神兼备的效果才能有作用。即注意力集中，情绪安定，并根据动作的变化，配以适当的呼吸方法，达成形、意、气统一。五禽戏刚柔有别，但十分注重内外合一。这种练功方法，对外能利关节、强筋骨、壮体魄，对内能安脏腑、通经络、调精神，使身心得到全面发展。

四、现代医学对五禽戏的认识

（一）虎　戏

虎举通过脊柱的伸展与回缩，充分训练胸、腰、背部肌肉及韧带的伸展性，如胸大肌、背阔肌等，头部后仰引起上下肢及背部伸肌紧张性加强，有利于机体处于警觉状态，头部前倾引起上下肢及背部伸肌紧张性减弱，有利于机体的放松。而虎扑忽前忽后的动作结构，体现了虎扑动作的全身性运动和张弛有序的特征。

（二）鹿　戏

当反复用力转动头颈回视，模仿鹿左顾右盼的动作姿态，可以有效锻炼颈部肌肉，防治颈部肌肉的劳损和颈椎骨质增生，促进局部血液循环和炎症的恢复，并可以防治颈椎病的发生；而下肢向对侧的反复运动，可以锻炼腰腹部肌肉，防治腰肌劳损，并可以促进颈椎和腰椎曲度回位，促进椎间盘脱出的恢复。

（三）熊　戏

通过身体的团身摆动，模仿熊嬉戏搓背的动作姿态，能按摩背部肌肉皮肤及胸腰椎各部的关节，使长期处于紧张状态的腰背部肌肉得以放松，能有效地促使错位的腰部椎间盘和关节复位，还能有效地训练腹肌、髂腰肌力量，促进胃肠蠕动，帮助消化，消除胃肠胀气；而提髋行走的动作，能训练竖脊肌、臀大肌等伸脊柱伸髋的肌群，胸大肌与背阔肌、斜方肌、菱形肌、肱三头肌等上肢带与上肢肌群的力量。

（四）猿　戏

悬垂引体向上动作，首先采用消极悬垂动作，可以通过重力的作用牵拉由于肩周炎引起的肩关节周围软组织粘连，消除功能障碍，使肩关节活动功能恢复正常；在反复完成的引体向上动作中，模仿猿的状态做攀缘动作，可以增加胸大肌、背阔肌和肱二头肌等上肢带与上肢肌群的力量。

（五）鸟　戏

模仿飞鸟做展翅动作时，可有效地发展练习者斜方肌、三角肌、竖脊肌、臀大肌、股四头肌等肌肉力量及人体的平衡能力，另外还能锻炼胸大肌、背阔肌等的上肢带肌的力量与肩带和肩关节的柔韧性；而通过大幅度的上肢与躯干的前伸练习，可以有效地拉伸上肢关节、躯干与髋关节的肌肉与韧带，提高人体柔韧性；模仿鸟儿拍翅，能起到放松上肢肌群的作用。